Adriana Faria Gappo Prata
Martius Vicente Rodriguez y Rodriguez
Adauto Dutra Moraes Barbosa

Utilisation de techniques d'exploration de données dans les dossiers médicaux

Adriana Faria Gappo Prata
Martius Vicente Rodriguez y Rodriguez
Adauto Dutra Moraes Barbosa

Utilisation de techniques d'exploration de données dans les dossiers médicaux

Identification des modèles liés aux maladies oculaires chez les patients pédiatriques

ScienciaScripts

Publisher:
Sciencia Scripts
is a trademark of
International Book Market Service Ltd., member of OmniScriptum Publishing Group
17 Meldrum Street, Beau Bassin 71504, Mauritius
Printed at: see last page
ISBN: 978-620-2-78562-4

"La partie que nous ignorons est bien plus
importante que tout ce que nous connaissons."
(Platon)

1

REMERCIEMENTS

Au professeur Adauto Dutra Moraes Barbosa pour les grands enseignements et les directives pour le développement de cette thèse.

Au professeur Martius Vicente Rodriguez y Rodriguez pour les grands encouragements, le soutien, la patience et les enseignements transmis dans l'orientation de ce travail.

Au maître en administration Martius Eduardo Cordeiro Rodriguez Y Rodriguez pour avoir partagé ses connaissances en programmation et en système R.

À mes enfants Charlemagne et Raphaël, pour leur amour, leur compréhension et leur patience de tous les instants.

GLOSSAIRE DES TERMES, ABRÉVIATIONS ET ACRONYMES

Extraction de données

KDD - *Découverte de connaissances dans les* bases de données

Entrepôts de données - base de données numérique qui stocke et organise les données pour en faciliter l'analyse.

SKICAT - Outil de catalogage et d'analyse des images du ciel

CASSIOPEE - Système de maintenance des turbines CFM 56-3 pour les Boeing 737 à COILLTE, Irlande.

Ensemble de données - ensemble de données représenté par des données tabulaires sous forme de feuille de calcul où les instances (lignes) sont les enregistrements des événements et les attributs (colonnes) sont les caractéristiques de ces événements.

VHL (Virtual Health Library) - plate-forme opérationnelle de coopération technique de l'Organisation panaméricaine de la santé (OPS) pour la gestion de l'information et des connaissances en matière de santé dans la région de l'Amérique latine et des Caraïbes.

PubMed - une plateforme gratuite développée et maintenue par la *National Library of Medicine* (NLM®) des États-Unis, pour l'accès aux ressources de Medline, aux dossiers des articles en cours d'indexation, aux dossiers des livres disponibles sur NCBI Bookshelf, aux liens vers les sites qui ont des articles en texte intégral et d'autres sujets connexes, aux filtres spéciaux pour des requêtes spécifiques, entre autres.

Medline (*Medical Literature Analysis and Retrievel System Online*) - une base de données en ligne qui offre un accès gratuit aux références et aux résumés de revues scientifiques du domaine biomédical aux États-Unis et dans plus de 80 pays.
MeSH® - Vocabulaire contrôlé de termes biomédicaux de la *National Library of Medicine* (NLM®) pour l'indexation d'articles scientifiques dans la base de données

3

MEDLINE.

DeCs (Descriptors in Health Sciences) - Vocabulaire contrôlé, créé par Bireme sur la base des *Medical Subject Headings* (MeSH®) de la *National Library of Medicine*, pour l'utilisation d'une terminologie commune pour l'indexation et la recherche d'articles scientifiques dans les bases de données Medline et Lilacs.

IRIS (*Intelligent Research in Sight*) - base de données alimentée par le téléchargement des dossiers médicaux de ses membres créée en 2013 par l'Académie américaine d'ophtalmologie (AAO).

Big Data - grand volume de données très complexes, structurées et non structurées, qui est généré chaque seconde.

Naive Bayes - algorithme de statistiques et d'apprentissage automatique, largement utilisé dans la technique de classification.

Résumé

Introduction : une bonne acuité visuelle est importante pour le développement physique et cognitif normal d'un enfant, contribuant à sa socialisation et à son apprentissage. Certaines conditions peuvent entraver le développement de la vision au cours des sept premières années de la vie, ce qui est à l'origine de l'amblyopie, son diagnostic et son traitement précoces étant d'une importance capitale. Avec l'informatisation croissante dans le domaine de la santé, de grandes bases de données sont alimentées par les dossiers des patients, les examens complémentaires, les données des plans de santé et les données provenant de l'utilisation des appareils *portables* (*smartphones et smartwhatches*). Il devient nécessaire de les analyser en utilisant l'intelligence artificielle et les techniques de *Data Mining*, pour trouver des modèles cohérents, découvrir des relations entre les données, effectuer des classifications, faire des prévisions, tester des hypothèses, entre autres. Nous pouvons ainsi aider à la prise de décision dans le domaine médical, en visant la prévention des maladies potentielles tant au niveau du médecin-patient (médecine de précision) qu'au niveau de la santé publique.

Objectif principal : employer des techniques d'*exploration de données dans le* traitement des données recueillies à partir des dossiers médicaux de patients pédiatriques dans le secteur de l'ophtalmologie.

Objectifs secondaires : Caractériser la population de l'étude par des données démographiques ; identifier les outils de *data mining les* plus adéquats pour l'analyse et le traitement des données collectées ; identifier les données les plus pertinentes extraites par la technique de *data mining* visant la prévention de l'amblyopie ou de la cécité ; décrire le produit issu de la recherche.

Matériels et méthodes : Étude transversale réalisée à partir de données secondaires de patients en âge pédiatrique, traités dans le secteur d'ophtalmologie de l'hôpital universitaire Antônio Pedro (HUAP), dans la ville de Niterói, État de Rio de Janeiro, de janvier 2018 à décembre 2019. Le programme IBM SPSS Statistics v.25 a été utilisé pour calculer les fréquences et les mesures de la tendance centrale, de la distribution et de la dispersion des variables collectées pour caractériser l'échantillon. Des données ont été recueillies concernant les caractéristiques démographiques, les antécédents périnataux et la consultation ophtalmologique des patients. À partir des données recueillies dans les dossiers médicaux, le processus de *découverte de connaissances sur les bases de données* (KDD) a été réalisé : nettoyage des données pour éliminer le bruit, les erreurs de remplissage, les données invalides, incomplètes et non pertinentes (prétraitement) ; transformation des données pour qu'elles puissent être analysées par le logiciel d'*exploration des données ;* et création d'un modèle de classification utilisant l'algorithme de *Naves Bayes* grâce à l'outil R version 4.0,0 (24/04/2020), dont la fonction était d'évaluer dans quelle mesure chaque valeur des variables ou attributs (colonnes) contribuait à ce que ce patient (ligne) soit "classé" comme ayant cette maladie (variable de diagnostic).

Résultats : L'échantillon n était de 196 yeux. L'âge moyen des patients était de 10,04 ans. 53% d'entre eux étaient de sexe masculin et 66,7% étaient bruns. Les principales plaintes qui ont amené les patients à se faire soigner les yeux étaient : Oeil de travers dans 26,9 % des cas, faible acuité visuelle dans 25,3 % des cas. Le modèle de classification créé a obtenu un taux de réussite de 73% pour le diagnostic, bien que l'échantillon n soit très petit.

Conclusions : La grande difficulté d'obtenir des données fiables et cohérentes à partir de dossiers papier a rendu l'analyse avec les techniques de data mining très limitée, empêchant l'extraction maximale de la connaissance de ces données. Toutefois, ces travaux ont permis de mettre en évidence l'importance de l'informatisation du système hospitalier, en plus de la formation des étudiants en médecine et des professionnels de la santé dans le domaine de la science des données.

Mots-clés : Data mining. L'amblyopie. La cécité. La basse vision. Maladie des yeux. Déficience visuelle. La santé des enfants.

RÉSUMÉ

8

1. INTRODUCTION

La vue est l'un des cinq sens les plus importants pour l'être humain, car c'est par la vue que sont reçues la plupart des informations provenant de l'environnement extérieur. [3]

Pour un développement physique et cognitif normal de l'enfant, il est important que celui-ci ait une bonne acuité visuelle, contribuant au processus de socialisation et d'apprentissage. [4]

Le cortex visuel du nouveau-né est encore très rudimentaire et ne sera complètement formé que vers l'âge de huit ans. Par conséquent, les stimuli visuels durant cette période sont d'une importance capitale pour le développement des voies visuelles de l'enfant. [5,6]

Certaines conditions oculaires peuvent altérer la stimulation lumineuse de la rétine durant cette phase d'immaturité visuelle, entraînant alors une diminution de l'acuité visuelle, uni ou bilatérale, qui ne s'améliore pas même avec une correction réfractive, sans changement structurel du globe oculaire ou du nerf optique, que nous appelons amblyopie. [7–21]

De nombreuses études ont montré que l'amblyopie est la principale cause de déficience visuelle chez les enfants du monde entier et qu'elle peut être permanente si elle n'est pas détectée et traitée précocement. [8,10,11,13,16,18,21–24]

Les causes les plus fréquentes de l'amblyopie sont le strabisme et les erreurs de réfraction (anisométropie et isoamétropies élevées) et, les moins fréquentes, celle causée par la privation de stimulus visuel (cataracte congénitale, ptose de la paupière). [8,9,11–13,15–18,21,25–28]

Le diagnostic précoce et l'orientation vers le secteur ophtalmologique pour un traitement approprié sont très importants, car l'amblyopie est un problème de santé publique ayant des répercussions éducatives, sociales et professionnelles sur les patients. [10,11,26]

Actuellement, il existe déjà de grandes bases de données (*entrepôts de données*) contenant des informations sur les symptômes des patients, les résultats des tests, tant de laboratoire combien d'images, de diagnostics, de traitements et d'évolution des maladies, de données démographiques, de données sur les épidémies, etc. [29]

Le volume de données stockées numériquement est si important qu'il est déjà peu pratique et coûteux de les analyser à la fois manuellement et à l'aide de techniques biostatistiques traditionnelles. Il est nécessaire de recourir à des techniques d'intelligence artificielle et de statistiques, appelées génériquement *Data Mining* ou extraction de données. [30]

L'exploration de données est l'une des étapes d'un processus connu sous le nom de KDD (*Knowledge Discovery in Databases*), c'est-à-dire : "Découverte de connaissances dans les bases de données"[31] et repose sur l'analyse de grands volumes de données pour trouver des modèles cohérents, découvrir des relations entre les données, effectuer des classifications, faire des prévisions, tester des hypothèses, entre autres.

Carvalho[30] a défini très clairement l'*exploration de données* comme

> ... l'utilisation de techniques automatiques pour explorer de grandes quantités de données afin de découvrir de nouveaux modèles et de nouvelles relations qui, en raison du volume de données, ne seraient pas facilement découvertes par l'œil humain[30].

La découverte de modèles et de relations non visibles entre les données peut aider à la prise de décision dans le domaine médical, visant à la prévention de maladies potentielles tant au niveau du médecin-patient (médecine de précision) qu'au niveau de la santé publique.

2. JUSTIFICATIF

Avec l'évolution de la technologie et la réduction de son coût, plusieurs services de santé sont informatisés au cours des dernières décennies, ce qui augmente le stockage des données et stimule ainsi le développement de nouvelles structures de stockage de données plus complexes, telles que les *entrepôts de données et les* bibliothèques virtuelles, entre autres[29].

Selon le Conseil fédéral de la médecine, l'enregistrement analogique (sur papier) est en train de migrer vers le numérique, faisant de l'utilisation des enregistrements électroniques un processus irréversible et très avantageux[32].

Bien que les techniques biostatistiques soient déjà largement utilisées dans la recherche scientifique, en particulier dans le domaine de la santé comme la logistique de régression, par exemple, la génération de grandes bases de données par l'utilisation accrue de la technologie et de l'informatique dans divers domaines et établissements de santé a conduit à la nécessité d'utiliser des techniques d'analyse plus appropriées afin d'extraire le plus d'informations possible de ces données, car celles-ci contiennent beaucoup plus d'informations que ce que nous obtenons à première vue. *"Cette déclaration est bien plus que ce que l'on voit d'abord"*[33].

Aujourd'hui, la *découverte de connaissances sur les bases de données* (KDD) a été largement utilisée pour transformer de grandes quantités de données en informations pouvant être utilisées dans la pratique ou pertinentes pour un certain domaine de connaissance. Le *data mining* est une étape de ce processus qui consiste à analyser les données pour en extraire des motifs et des associations afin d'obtenir des connaissances pertinentes sur les données[1].

Selon Sharma et Mansotra[34], l'exploration de données est très utile dans le domaine de la santé, car les connaissances obtenues grâce à cette technique permettent d'améliorer l'aide à la lutte contre les infections, les diagnostics et les traitements de diverses maladies, en plus d'améliorer la gestion des ressources sanitaires, la gestion des hôpitaux et l'administration de la santé publique[34] et est déjà utilisée à grande échelle par de nombreux organismes de santé[35].

Ainsi, l'utilisation de techniques d'*exploration de données* peut aider à prévoir et à prévenir les maladies oculaires chez les patients pédiatriques.

11

Dans ce contexte, nous avons un problème : Quel est l'apport de l'utilisation des techniques d'*exploration de données* pour la prévention des maladies ophtalmologiques en âge pédiatrique ?

3. CONTEXTE THÉORIQUE

Pour la base théorique de cette recherche, des recherches ont été effectuées dans les bases de données VHL (Virtual Health Library) et PUBMED (plateforme en ligne d'accès à MEDLINE - *Medical Literature Analysis and Retrievel System Online* - entre autres) à l'aide de descripteurs indexés (DeCS et MeSH), sans restrictions linguistiques et limitées aux études et publications humaines entre 2014 et 2019, selon les stratégies de recherche décrites ci-dessous. Seuls les articles pertinents pour le sujet de recherche ont été sélectionnés.

- ("Data Mining" ou "Child Health") ET ("Eye Diseases" OU "Amblyopia" OU "Vision Disorders" OU "Blindness" OU "Vision, Low").
  - o Dans la base de données du VHL ont été trouvés 68 articles dont 39 ont été sélectionnés qui étaient plus pertinents pour cette étude.
  - o Dans la base de données PUBMED, 196 articles ont été trouvés, dont 34 ont été sélectionnés, et 31 étaient les mêmes que ceux sélectionnés dans la base de données VHL.
- "Data Mining" ET Ophtalmologie ;
  - o Dans la base de données du VHL, 11 articles ont été trouvés, dont six étaient pertinents pour cette étude. Deux étaient en chinois et n'ont pas été traduits.
  - o Dans la base de données PUBMED, 25 articles ont été trouvés parmi lesquels 11 ont été sélectionnés, et six ont également été trouvés dans la base de données VHL. Trois articles étaient en chinois et n'ont pas été traduits.
- Amblyopie ET Prévalence ;
  - o Dans la base de données du VHL, 197 articles ont été trouvés, dont
    11 d'entre eux ont été sélectionnés, 4 articles ayant déjà été sélectionnés dans les autres stratégies de recherche.

- o Dans la base de données PUBMED, 164 articles ont été trouvés, dont 10 ont été sélectionnés, tous ayant déjà été sélectionnés dans les autres stratégies de recherche.
- Prévalence de l'amblyopie (présente dans le titre) ;
  - o Dans la base de données du VHL, 14 articles ont été trouvés. Aucun d'entre eux n'a été sélectionné car ils figuraient déjà dans les autres stratégies de recherche.
  - o Dans la base de données PUBMED, 20 articles ont été trouvés, dont 4 ont été sélectionnés parce qu'ils étaient pertinents pour la présente étude et ne figuraient pas dans les stratégies de recherche précédentes, deux articles étant des revues systématiques sur le sujet.
- "Data mining" ET soins de santé ;
  - o Dans la base de données du VHL, 613 articles ont été trouvés, dont deux ont été sélectionnés.
  - o Dans la base de données PUBMED, 590 articles ont été trouvés, dont huit ont été sélectionnés.

Pour compléter la base théorique, une recherche a été effectuée dans la base de données du portail Capes, en utilisant la stratégie de recherche : "Data mining" et (santé ou santé) où six articles parmi les 572 trouvés ont été sélectionnés, outre l'utilisation d'autres sources comme ouvrages de référence sur le sujet.

Certains articles ont été choisis en raison de leur grande contribution au sujet, étant cités comme source bibliographique dans plusieurs autres articles.

3.1 Extraction de données

Le Data Mining ou extraction de données est un processus qui permet d'agréger et d'organiser de grandes quantités de données, en y trouvant des modèles cohérents, tels que des règles d'association, des changements et des anomalies pertinentes et, par là même, de contribuer à la découverte de connaissances[36].

14

Cette expression a été utilisée pour la première fois en 1990 et constitue l'étape d'analyse du processus connu sous le nom de KDD (*Knowledge Discovery in Databases*), c'est-à-dire : "Découverte de connaissances dans les bases de données"[31].

La DOK est née d'un besoin urgent de développer de nouvelles théories et de nouveaux outils de calcul capables d'aider l'homme à extraire des informations utiles qui génèrent de nouvelles connaissances à partir du grand volume de données qui a été stocké de manière assez expressive au cours des dernières décennies. Elle consiste à cartographier les données brutes (généralement très volumineuses et difficiles à comprendre au début) et à les transformer sous d'autres formes plus compactes (par exemple : un rapport court), plus abstraites (par exemple : une description ou un modèle approximatif du processus qui a généré les données), ou plus utiles (par exemple : un modèle prédictif pour estimer la valeur de cas futurs), par l'application de méthodes spécifiques de data mining pour la découverte et l'extraction de modèles[31].

La première application de KDD à la science a été en astronomie où les astronomes ont utilisé avec succès le système SKICAT (*Sky Image Cataloging and Analysis Tool*) pour l'analyse, la classification et le catalogage d'images d'objets célestes à partir de trois térabites (10^{12} octets) de données d'images réalisées par le *Second Palomar Observatory Sky Survey* où il a été estimé qu'une commande d'objets célestes 10^9 est détectable[37].

Les principaux domaines dans lesquels l'application KDD est très développée sont les suivants

- Le marketing - pour, par exemple, identifier des groupes de consommateurs et leur comportement ;
- Investissements - par exemple, pour la gestion de portefeuilles d'investissement ; détection des fraudes dans les achats par carte de crédit ;
- Industrie - par exemple, le système de résolution de problèmes CASSIOPEE, développé dans le cadre d'*une entreprise commune* entre General Electric et SNECMA, a été appliqué par trois grandes compagnies aériennes européennes pour diagnostiquer et prévoir les

problèmes du Boeing 737 ;

- ainsi que les télécommunications et l'informatique, entre autres. [1]

Au cours des dernières décennies, ce processus a également commencé à être utilisé à grande échelle dans le domaine de la santé, en aidant à prendre des décisions visant à la prévention et à la promotion de la santé[38].

L'exploration de données est une étape du processus KDD, où des algorithmes spécifiques sont appliqués pour extraire des modèles des données. Les autres étapes du processus KDD consistent en la préparation des données, la sélection des données, le prétraitement ou le nettoyage des données, la transformation des données et l'interprétation des données[1] comme l'illustre la figure 01 ci-dessous :

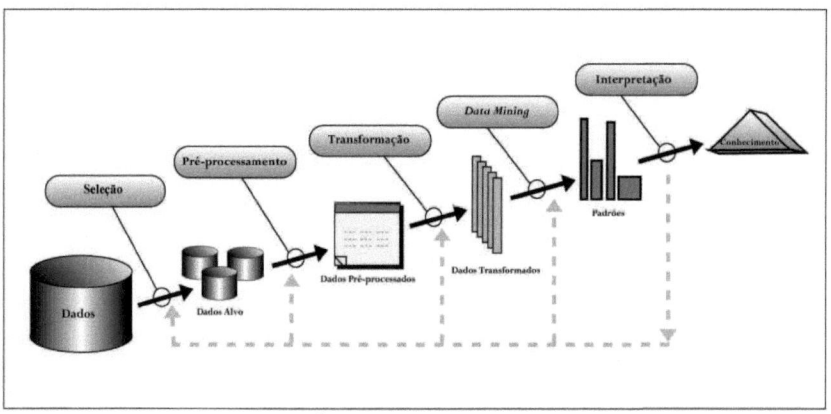

Figure 01 - Étapes composant le processus KDD[1].

3.1.1 Etapas do Processo de KDD (*Découverte de connaissances dans les bases de données*) :

Selon Fayyad, Piatetsky-Shapiro et Smyth, le processus de découverte des connaissances dans les bases de données (KDD) comporte cinq étapes[31] :

3.1.1.1 1ère étape : Sélection des données

À partir de l'identification et de la compréhension du problème, il devient nécessaire d'identifier les variables qui seront utilisées dans l'analyse.

16

L'objectif de cette phase est de sélectionner, dans une base de données volumineuse, les données qui seront effectivement utilisées dans le cadre du processus KDD, en fonction de la question problème identifié, créant ce que Fayyad, Piatetsky-Shapiro et Smyth[1] ont appelé des *données cibles*.

Il s'agit d'une phase critique, car les données peuvent ne pas être dans un format adapté à l'utilisation dans un processus KDD.

Un autre problème très courant à ce stade est de savoir où les données sont stockées dans les bases de données. De nombreuses institutions ne sont pas encore informatisées ou l'archivage des données est encore insatisfaisant, ce qui rend le processus de sélection extrêmement difficile. L'utilisation d'outils tels que les *entrepôts de données* est importante dans ce processus, car ils permettent de sélectionner des données provenant de plusieurs bases de données différentes[2].

3.1.1.2   2e étape : prétraitement des données cibles

À ce stade, il convient de procéder à une sélection pour éliminer le bruit (données non valables, incomplètes ou non pertinentes) et les données divergentes, incohérentes, incohérentes, redondantes, les erreurs de remplissage, etc.

Cette étape prend du temps, principalement en raison des difficultés d'intégration de plusieurs bases de données hétérogènes[2,37].

3.1.1.3   3ème étape : la transformation des données

Après le prétraitement des données, la transformation de la façon dont ces données sont représentées est effectuée afin qu'elles puissent être analysées par les algorithmes d'extraction de motifs qui seront appliqués. Certains d'entre eux ne peuvent pas analyser certains types d'attributs, comme la date et l'heure. Par conséquent, ces types de données doivent être transformés en un autre attribut qui contient les mêmes informations et que l'algorithme est capable d'analyser[39].

À ce stade, les méthodes de transformation sont également utilisées pour réduire le nombre réel de variables considérées, car un volume important de données à considérer peut être un facteur limitant des méthodes d'*exploration des données* qui

17

seront

utilisé dans la phase suivante[1,2].

3.1.1.4   4ème étape : l'exploration des données

Au cours de cette étape, la méthode et la technique à utiliser seront définies ainsi que les critères de définition des règles utilisées et l'outil d'*exploration des données le* plus approprié pour l'analyse et le traitement des données (WEKA, système R, *Phyton* et autres). Il s'agira ici d'identifier des modèles et des "groupes" de données par proximité ou similarité et de déterminer ensuite les règles d'association des données collectées.

3.1.1.4.1 Méthodes d'exploration des données

Selon le niveau de connaissance que l'on a du problème étudié, l'exploration de données peut être effectuée de trois manières différentes :

- Découverte de relations non supervisées : utilisation d'algorithmes pour rechercher des relations nouvelles et utiles de manière non supervisée avec toute relation prédéterminée[30]. Également appelée approche *ascendante* (recherche de connaissances)[39].

- Test d'hypothèse : il est effectué lorsque l'on soupçonne déjà quelque chose d'intéressant. Des hypothèses sont formulées et des algorithmes sont appliqués pour vérifier si elles sont vraies. Il peut également être utilisé après la méthode de découverte non supervisée en soulevant des hypothèses à partir des relations découvertes par cette méthode[30]. Également appelée approche *descendante*[39].

- Modélisation mathématique des données : est utilisée lorsque la relation entre les données est déjà connue, mais que l'on veut améliorer ou augmenter cette connaissance[39,40]. Par exemple : on sait déjà que l'incidence de la myopie chez les enfants et les adolescents augmente en raison de l'utilisation excessive des *smartphones*[41]. Cette méthode d'*exploration des données* peut être utilisée pour évaluer la durée minimale d'utilisation sûre pour chaque groupe d'âge ou pour déterminer

18

le profil socio-économique ou les habitudes d'utilisation les plus propices à la myopie.

3.1.1.4.2 Techniques d'exploration des données

Les techniques d'exploration de données peuvent être mises en œuvre dans l'une des trois méthodes décrites ci-dessus, au moyen de plusieurs outils tels que les réseaux neuronaux artificiels, les statistiques ou l'intelligence artificielle[30] et sont choisies en fonction des objectifs à atteindre : classification, régression, association, segmentation ou *regroupement*, résumé et visualisation, brièvement expliqués, selon Pereira[2] dans le tableau 1 ci-dessous.

Objectifs de l'*extraction de données*	Description	Exemples
Classification	Construire un modèle quelconque pouvant être appliqué à des données non classifiées afin de les classer en classes	Classifier les demandes de crédit ; Clarifier les demandes d'assurance frauduleuses ; Prévoir la défaillance d'un organe.
Régression	Utilisé pour fixer une valeur pour une variable continue inconnue.	Estimer le nombre d'enfants ou le revenu total d'une famille ; Estimer la probabilité de décès d'un patient sur la base des résultats des diagnostics médicaux ; Prévoir la demande des consommateurs pour un nouveau produit.
Association	Utilisé pour déterminer quels articles ont tendance à être achetés ensemble lors d'une même transaction.	Déterminer quels produits sont généralement réunis dans un panier

		Regrouper les clients par région du pays ;
Regroupement	Processus de partitionnement d'une population hétérogène en plusieurs sous-groupes ou groupes plus homogènes.	Regrouper les clients ayant un comportement d'achat similaire ; Regrouper les sections d'utilisateurs du web pour prévoir leur comportement futur.
Résumé	Il s'agit de méthodes pour trouver une description compact pour un sous-ensemble de données.	Déterminer des règles de synthèse.
Voir	Présentation des résultats du *Data Mining de* manière visuelle, généralement par le biais d'un graphique.	Graphiques divers

Tableau 01 - Objectifs de l'*extraction de données*[2]

3.1.1.4.3 *Outils d'exploration des données*

Le choix de l'algorithme à utiliser n'est pas une tâche facile, car aucun algorithme n'est optimal pour toutes les applications[2] et se base sur la méthode et la technique à utiliser dans l'analyse[1,31].

Il existe plusieurs outils sur le marché pour l'exploration des données, parmi lesquels SPSS Clementine, SAS, Microsoft Analysis Services et Statistica. Cependant, plusieurs outils, d'excellente qualité, sont disponibles gratuitement sur Internet, étant les plus utilisés : System R, *Pyton* et WEKA[42].

- Pyton : Il est considéré comme le langage de programmation le plus utilisé par les professionnels de la *science des données*. Son langage est simple et objectif, ce qui rend sa lecture et sa compréhension extrêmement claires et organisées, permettant au programmeur de se concentrer sur la solution du problème et non sur sa mise en œuvre, augmentant ainsi sa productivité. Elle dispose de plusieurs bibliothèques pour travailler dans plusieurs domaines, du calcul scientifique, de la mise en réseau, de la sécurité et de l'analyse des données[43].

- o Jupyter : permet l'édition et l'exécution de carnets (documents qui contiennent du code et des éléments visuels tels que des images, des liens et des équations) via un navigateur, son principal avantage étant la description de l'analyse et de ses résultats de manière dynamique et interactive[43].
- o NumPv : bibliothèque de calcul scientifique qui permet d'exécuter très facilement des opérations mathématiques et logiques[43].
- o Matplotlib : bibliothèque pour la visualisation et le tracé de plusieurs types de graphiques (histogramme, pizza, barres, etc.)[43].
- o Pandas : bibliothèque la plus utilisée pour l'analyse des données, facilitant les opérations complexes avec des matrices et des vecteurs[43].
- o Scikit-Learn : bibliothèque pour travailler avec l'apprentissage automatique car elle contient plusieurs algorithmes, méthodes d'analyse et de traitement des données et mesures d'évaluation[43].
- o Scrapy : bibliothèque permettant de collecter des données sur le Web (sites, réseaux sociaux, forums, etc.)[43].
- Projet A : langage de programmation qui contient de nombreuses bibliothèques avec des fonctions mathématiques, statistiques et économétriques, largement utilisé par les spécialistes des données pour leur facilité d'analyse des données, de traitement des modèles graphiques et des informations statistiques qui comprennent la modélisation linéaire et non linéaire, les tests statistiques classiques, l'analyse de séries intemporelles, la classification et le regroupement. Sa courbe d'apprentissage est moyenne, avec beaucoup de littérature et de contenu à son sujet disponibles sur le web. R-Studio est un logiciel qui rend R plus convivial pour le programmeur, ce qui le rend encore plus facile à utiliser[42-44].
- RapidMiner : plate-forme d'exploration de données rapide, simple et visuelle, car ses processus simplifient et exécutent toutes les tâches du processus d'exploration de données, c'est-à-dire le chargement, le nettoyage et la transformation des données, le filtrage, la modélisation, l'application

d'algorithmes d'*apprentissage automatique et* la visualisation des résultats, ayant ainsi comme différentiels la facilité et la rapidité de création de modèles prédictifs, la faible courbe d'apprentissage pour l'exploration de données et la production de graphiques de haute qualité[42,45]. D'autre part, certaines de ses fonctionnalités ne sont disponibles qu'en version payante et il n'existe pas beaucoup de littérature et de contenu sur son utilisation sur le web[42].

- Weka (*Waikato Environment for Knowledge Analysis*) : projet d'*apprentissage machine à code source ouvert* créé par l'université de Waikato, en Nouvelle-Zélande, dans le but de diffuser les techniques d'*apprentissage machine* en mettant le logiciel gratuitement à la disposition des chercheurs et des étudiants du monde entier. Grâce à son large arsenal d'algorithmes et de méthodes, il propose des tâches de prétraitement, de classification, de régression, de regroupement, d'association de règles

et la visualisation, en utilisant une interface graphique qui facilite les tâches d'exploration de données, permettant de traiter les données, d'exécuter les paramètres des algorithmes et de visualiser les résultats par le biais de graphiques sans avoir à écrire de commandes[45,46]. C'est l'outil qui a la plus petite courbe d'apprentissage, mais il est nécessaire d'avoir des connaissances avancées en JAVA pour mettre en œuvre les algorithmes. En outre, c'est un programme limité en ce qui concerne la génération de graphiques et il a une mauvaise connexion avec les banques relationnelles[42].

- *Rattle* : nouvelle plate-forme d'exploration de données qui intègre des bibliothèques et des solutions R, possède une interface conviviale, génère des graphiques bien meilleurs que d'autres plates-formes telles que Microsoft *Analysis Services,* et dispose d'une communauté web en pleine expansion. Il n'y a pas encore beaucoup de littérature et de contenu à ce sujet sur le web et il présente des problèmes pour fonctionner dans l'environnement Linux[42].

- *Orange* : Outil *open-source* développé par l'Université de Ljubljana, Slovénie, pour l'analyse des données qui permet d'extraire des données via des scripts Python, d'explorer des statistiques et des graphiques, et de générer des arbres de décision, des regroupements hiérarchiques, des *cartes thermiques et des* projections linéaires. Cet outil dispose également d'algorithmes pour l'*apprentissage automatique* et fonctionne avec le traitement du langage naturel, l'exploration de textes, la bioinformatique, l'analyse de réseaux et l'extraction de règles d'association[44].

3.1.1.4.4 *Représentation des normes trouvées*

Les modèles d'intérêt trouvés, grâce à l'application d'algorithmes d'analyse dans les données transformées, peuvent être représentés de plusieurs façons, notamment par des arbres de décision, des règles d'association, des réseaux de neurones et des algorithmes génétiques[39]. À cette fin, les auteurs présentent ci-dessous les définitions de chacune de ces techniques :

• Arbres de décision : il s'agit d'un organigramme similaire à une structure arborescente et chaque "partie" de cet arbre représente les variables, les résultats obtenus et la répartition de ces données[39]. Elles consistent en un ensemble de règles faciles à interpréter et à comprendre pour l'utilisateur final, où les variables de prévision les plus pertinentes dans le domaine sont mises en évidence. Ces modèles ont la capacité de résumer de grands ensembles de données multivariées[2].

• Réseaux neuronaux : ce sont des programmes informatiques inspirés du système nerveux central humain, dont les connaissances acquises par un processus d'apprentissage sont stockées[2] et qui mettent en œuvre des détections de motifs et des algorithmes sophistiqués, pour construire des modèles principalement à partir de grandes bases de données historiques[39].

• Algorithmes génétiques : ce sont des algorithmes mathématiques inspirés des mécanismes de l'évolution naturelle et de la recombinaison génétique[2]. Il s'agit de modèles d'optimisation et de recherche qui fonctionnent simultanément avec un ensemble de solutions possibles. Ils ont une grande capacité à résoudre les problèmes en parallèle et constituent un outil puissant pour l'exploration des données[39].

Des modèles de représentation plus complexes peuvent mieux s'adapter aux données, mais peuvent rendre leur interprétation plus difficile et moins fiable[31].

23

3.1.1.5   5e étape : l'interprétation

Elle consiste à interpréter les normes obtenues pour en extraire les connaissances qui aideront à la prise de décision ou à documenter ces connaissances en vue de leur diffusion ultérieure.

Il est possible de revenir à une étape antérieure aussi souvent que nécessaire pour améliorer la réalisation des normes.

Selon Rodriguez[36], la séquence présentée dans la figure 01, vue ci-dessus, peut être relancée à partir de chaque analyse effectuée, fonctionnant ainsi de manière cyclique jusqu'à ce que les règles qui subventionneront le processus de décision soient obtenues conformément aux critères de définition de ces règles.

3.2 *Grandes données* et utilisation de l'*exploration de données dans* le domaine de la santé.

Les méthodes traditionnellement utilisées dans les études et la recherche sur la santé sont basées sur l'analyse et l'interprétation manuelles, ce qui les rend longues, coûteuses et très subjectives. En outre, l'utilisation de ces méthodes devient de plus en plus difficile en raison du grand volume de données, appelé *Big Data,* que les différents domaines et établissements de santé ont accumulé de manière exponentielle[2,31,47,48] grâce au développement rapide des technologies de l'information, du cloud computing, de l'Internet des objets et des réseaux sociaux[47].

Selon le Conseil fédéral de la médecine, l'enregistrement analogique (sur papier) est en train de migrer vers le numérique, faisant de l'utilisation des enregistrements électroniques un processus irréversible et très avantageux[32].

De nombreux pays ont proposé divers systèmes d'information sur la santé basés sur la tenue de dossiers électroniques afin d'obtenir de meilleurs services aux patients[47].

Aux États-Unis, l'adoption à grande échelle des dossiers électroniques par les médecins, les hôpitaux et les systèmes de santé a généré un grand volume de données précieuses pour les industries pharmaceutiques et les compagnies d'assurance maladie. Bien qu'il soit interdit aux médecins de vendre les données de leurs patients, de nombreuses données sont collectées dans les pharmacies par le biais des ordonnances et des dossiers établis par les compagnies d'assurance maladie sur les consultations effectuées, les procédures réalisées et les médicaments utilisés par leurs assurés. Grâce à l'utilisation du data mining, les entreprises sont en mesure de savoir, par exemple, quels médicaments sont prescrits par un certain médecin, s'il prescrit des médicaments plus génériques ou de marque, s'il modifie sa prescription après la visite d'un représentant, quelles procédures il effectue le plus, etc[49].

Des rapports montrent que les données du système de santé américain ont atteint 150 *exabytes* en 2011 et on estime qu'elles atteindront bientôt la maison du *zettabyte (*1021 gigabytes) et du *yottabyte* (1024 gigabytes)[48].

En 2013, l'Académie américaine d'ophtalmologie (AAO) a créé et gère une vaste base de données appelée IRIS (*Intelligent Research in Sight*) alimentée par

par la *mise en ligne des* dossiers médicaux de ses associés[49.50] avec pour objectif premier de contribuer à l'amélioration continue des soins aux patients en plus de la collecte de données pour la recherche, totalisant, en l'an 2016, 11 739 ophtalmologistes inscrits sur cette plateforme, représentant les différentes sous-spécialités de l'ophtalmologie, et 72,05 millions de données issues des consultations des patients, représentant 20,05 millions de patients entre janvier 2013 et décembre 2015. Cette base de données est régie par des normes strictes de confidentialité et de sécurité[50].

Dans le domaine de la santé, les "*Big Data" sont* définis comme le grand volume de données très complexes dont l'analyse et la gestion sont très difficiles, voire impossibles, à réaliser avec l'utilisation de *logiciels* et de *matériels* traditionnels[47,48].

Les dossiers électroniques dans le domaine de la santé sont généralement hétérogènes et, dans de nombreux cas, sont stockés sous différents formats de données, qui peuvent être structurés (facilement stockés, consultés, analysés et manipulés par des machines), semi-structurés (ont une organisation hétérogène comme : les fichiers vidéo, audio, les images radiographiques, la tomographie assistée par ordinateur et l'imagerie par résonance magnétique) ou non structurés (non organisés comme, par exemple, les fichiers texte, les dossiers médicaux du bureau, les notes manuscrites) ; discrets ou continus[47,48].

L'analyse à l'aide de techniques d'*exploration de données* englobe l'intégration de données hétérogènes, le contrôle de la qualité des données, l'analyse, la modélisation, l'interprétation et la validation des données, permettant l'extraction de connaissances par l'identification de *grappes et de* corrélations entre les ensembles de données et permettant le développement de modèles prédictifs[47].

Les nouvelles connaissances découvertes par l'analyse au moyen de techniques d'exploration de données peuvent apporter de nombreux avantages aux patients, aux médecins et aux responsables de la santé publique, tels que l'aide à la décision clinique, la surveillance des maladies et la gestion de la santé des populations[47,48].

Carvalho[51] affirme que les connaissances cachées dans de grands volumes de données peuvent être accessibles grâce à l'exploration des données, ce qui permet de mieux subventionner le traitement des patients ainsi que la planification des investissements dans la santé et la prévention des endémies.

Selon Kobus[52], l'utilisation de techniques d'*exploration de données* et l'analyse épidémiologique des données sanitaires aideraient grandement à cartographier les conditions sanitaires d'une population donnée et à produire des statistiques en fonction de l'incidence et de la prévalence des maladies et des risques sanitaires, ce qui permettrait aux responsables de la santé de prendre des décisions en fonction de leur réalité et de créer des actions de promotion de la santé plus efficaces.

Parmi les autres applications, on peut citer les avantages liés à l'analyse de l'efficacité d'un traitement ou d'une technique de diagnostic donnés, l'optimisation des processus dans un hôpital, l'analyse des effets secondaires des médicaments[39], la détection plus précoce des épidémies, l'amélioration des connaissances sur le mécanisme de la maladie ainsi que l'amélioration des méthodes de traitement[47,48].

D'autre part, certaines questions difficiles doivent être prises en compte, telles que : la qualité des données stockées (données manquantes, données incorrectes et/ou mauvaise interprétation des données originales) ; l'intégration de données provenant de plusieurs bases de données ; et la normalisation des protocoles et des données de laboratoire[47].

Le prétraitement de ces données par la gestion du bruit, des données *aberrantes* (données hors courbe), des données manquantes et la transformation des données améliore leur qualité, permettant ensuite l'utilisation de techniques d'exploration de données qui peuvent aboutir à la découverte de nouvelles connaissances[47].

Deux autres questions importantes sont la sécurité et la vie privée des personnes. De nombreux pays considèrent les patients comme les propriétaires légaux de leur dossier médical et des données relatives à leurs examens. Dans cette optique, les *logiciels d'*analyse des *Big Data* doivent utiliser des algorithmes de cryptage avancés et la dépersonnalisation des données personnelles, en plus d'assurer la sécurité au niveau du réseau et d'exiger l'authentification de tous les utilisateurs concernés[47].

4. OBJECTIFS5.

4.1 Objectif principal

Utilisation de techniques d'*exploration de données dans le* traitement des données recueillies à partir des dossiers médicaux de patients pédiatriques dans le secteur de l'ophtalmologie.

4.2 Objectifs secondaires

- Caractériser par les données démographiques la population de l'étude.

- Identifier les outils d'*exploration de données les* plus appropriés pour l'analyse et le traitement des données collectées.

- Identifier les données les plus pertinentes extraites à l'aide de la technique d'*exploration des données pour la* prévention de l'amblyopie ou de la cécité.

- Décrivez le produit issu de la recherche.

5. MATÉRIEL ET MÉTHODE

Il s'agit d'une étude transversale réalisée avec des données secondaires de patients en âge pédiatrique, qui ont été traités dans le secteur d'ophtalmologie de l'hôpital universitaire Antônio Pedro (HUAP), dans la ville de Niterói, État de Rio de Janeiro, de janvier 2018 à décembre 2019.

Les personnes âgées de zéro à 18 ans étaient considérées comme des patients pédiatriques, selon l'article 2 du Statut de l'enfant et de l'adolescent publié au Journal officiel le 16 juillet 1990[53].

La figure 2 montre la stratégie utilisée pour mener cette recherche.

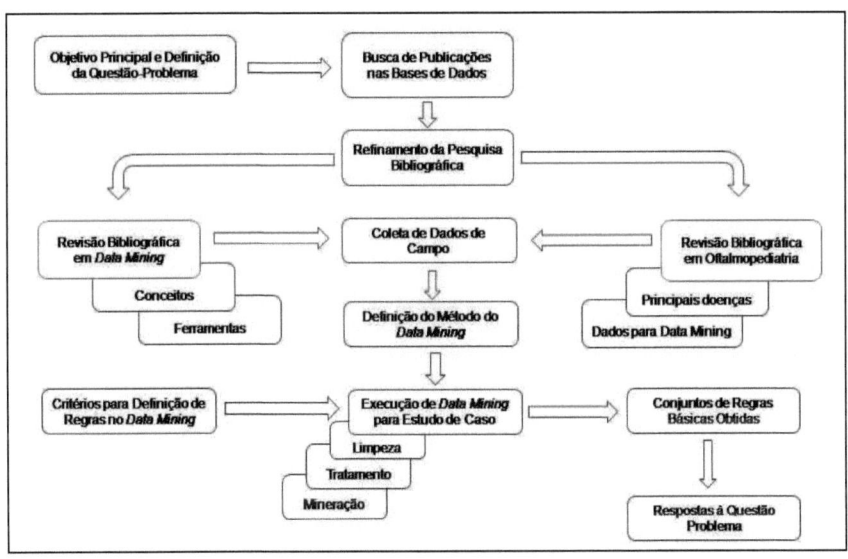

Figure 2 - Stratégie de recherche - préparée par l'auteur.

Comme le montre la stratégie de recherche présentée dans la figure 2, le processus de KDD, illustré dans la figure 01 et détaillé dans les sous-points suivants, correspondant à l'étape "Exécution de l'*exploration des données pour l'*étude de cas ; nettoyage ; traitement ; extraction", a été réalisé à partir des données recueillies dans les dossiers médicaux.

Le programme IBM SPSS Statistics v.25 a été utilisé pour calculer les fréquences et les mesures de la tendance centrale, de la distribution et de la dispersion des variables collectées pour caractériser l'échantillon.

Cette recherche a été enregistrée auprès du Comité d'éthique et de recherche de l'Universidade Federal Fluminense sous le numéro CAAE 14350619.1.0000.5243 et approuvée par l'avis n° 3.527.290 du 23 août 2009, conformément à la résolution 196/96, qui réglemente la recherche sur les êtres humains.

5.1 Collecte de données (1ère étape)

Les données ont été collectées dans le dossier médical HUAP d'octobre à décembre 2019, selon la liste des dossiers médicaux des patients en âge pédiatrique traités dans le secteur de l'ophtalmologie entre janvier 2018 et décembre 2019, fournie par le secteur des rendez-vous de l'hôpital. Ainsi, nous avons obtenu un "n échantillon" de 396 yeux (données collectées à partir de l'œil droit de chaque patient).

Comme l'enregistrement des données des patients se fait toujours de manière analogique (enregistrement papier), les données extraites ont été saisies dans un tableur Excel version 2019 pour Windows de sorte que chaque ligne du tableur corresponde aux données de chaque patient et que chaque colonne corresponde aux variables collectées, décrites ci-dessous :

- Le numéro de pronom (pour éviter la double saisie) ;
- Caractéristiques démographiques : sexe (féminin, masculin), date de naissance (âge), race/couleur (blanc, noir, brun, asiatique, indigène), code postal.
- Histoire périnatale :
  o Grossesse : Soins prénataux, interruption de grossesse, consommation de drogues illicites, tabagisme, consommation d'alcool, apparition de TORCHES.
  o Accouchement : type d'accouchement (vaginal, césarienne), apparition de la détresse fœtale, APGAR 1', Apgar 5', âge gestationnel.

- o Données anthropométriques à la naissance : poids (grammes), longueur (centimètres), périmètre céphalique (centimètres).
- o Période néonatale immédiate : s'il y a eu des intercurrences, quel en était le type, durée de l'hospitalisation (jours).
- Consultation ophtalmologique : plainte principale, antécédents de la maladie actuelle, antécédents pathologiques, antécédents familiaux, acuité visuelle sans correction, réfraction, acuité visuelle avec correction, biomicroscopie, pression intra-oculaire en mmHg, fundoscopie, diagnostic et présence d'amblyopie (oui, non).

5.2 Prétraitement des données (2e étape)

Après la collecte des données avec la création de la base de données de la feuille de calcul Excel, le nettoyage des données a commencé pour éliminer le bruit, les erreurs de remplissage, les données non valables, incomplètes et non pertinentes.

Les données concernant le nombre d'enregistrements et la date de présence ont été considérées comme non pertinentes pour le processus d'*exploration des données* et ont donc été exclues de la base de données.

Les accents ont été retirés des mots et tous ont été tapés dans une boîte haute, pour les normaliser et faciliter l'analyse par le logiciel.

Grâce à l'ajout de filtres dans les colonnes, il a été possible d'analyser chaque colonne de données pour détecter les erreurs de frappe, qui ont été rapidement corrigées.

Les cellules vides signifiaient qu'il n'y avait pas d'information sur la variable étudiée dans le dossier du patient, donc, à ce stade, les colonnes des variables qui présentaient une fréquence supérieure ou égale à 60% de *données manquantes* ont été exclues, car elles ne contribueraient pas à l'analyse. Ce sont les valeurs manquantes : Soins prénataux, interruption de grossesse, consommation de drogues illégales, tabagisme, consommation d'alcool, apparition de TORCHES, type d'accouchement (vaginal, césarienne), apparition de souffrance fœtale, APGAR 1', Apgar 5', âge gestationnel, poids (grammes), longueur (centimètres), périmètre céphalique (centimètres), Intercorrências no parto, Tempo de Hospitalização, História da Doença Atual, História Patológica Pregressa, História Familiar e Pressão Intraocular.

Ensuite, les lignes ont été nettoyées, c'est-à-dire que les lignes comportant au moins une variable manquante ont été exclues. Ainsi, après cette phase, l'échantillon "n" est tombé à 186 yeux.

5.3 Transformation des données (étape 3)

À ce stade, la transformation des données a été effectuée, c'est-à-dire que la manière dont ces données sont représentées a été modifiée afin qu'elles puissent être analysées par le logiciel d'*exploration de données,* mais sans en changer la signification.

Le processus a commencé par la création de la variable "Âge en service en années" en utilisant les informations contenues dans les colonnes des variables "Date de naissance" et "Date de service" de la feuille de calcul originale.

La variable "CEP" (numéral), pour avoir de nombreuses données différentes, a été transformée en variable "Ville d'origine" par son décodage dans le site de la Poste. Cela a entraîné le regroupement de plusieurs PEC en une seule ville. Il a été décidé de ne pas utiliser la transformation faite de la variable CEP en une variable de quartier, car cela a généré un nombre de 87 quartiers différents, ce qui rendrait l'analyse par l'algorithme difficile, puisque l'échantillon est petit.

Les variables "Acuité visuelle sans correction" et "Acuité visuelle avec correction" ont vu leurs données respectives regroupées, avec la création des variables "Qualité de la vision avant correction" et "Qualité de la vision après correction", comme suit :

- Bonne vision : acuité visuelle, selon le tableau de Snellen en pieds (annexe 1), 20/15, 20/20 et 20/30.
- Vision moyenne : acuité visuelle de 20/40, 20/50, 20/60 et 20/70.
- Mauvaise vision : acuité visuelle de 20/80, 20/100 et 20/200.
- Cécité légale : ce groupe comprend la perception des chiffres, la perception

de la lumière et l'absence de fixation par le patient.

Une autre variable pour laquelle les données ont été regroupées est la variable "Réfraction". Cela a permis de supprimer le signe (-) et (+), qui ne servait qu'à identifier si cette valeur dioptrique était une myopie, une hypermétropie ou un astigmatisme et qui pouvait être confondue, dans l'analyse par l'algorithme, avec un nombre naturel supérieur ou inférieur à zéro.

Au début, les notations numériques de chaque réfraction ont été regroupées comme suit :

- Plan : patient emetrope (sans degré sphérique et cylindrique), ou avec absence de degré sphérique seulement)
- Myopie légère : patients présentant des dioptries sphériques de -0,25 à -3,00 en réfraction.
- Myopie modérée : patients présentant des dioptries sphériques de -3,25 à -6,00 en réfraction.
- Myopie élevée : patients présentant une réfraction supérieure ou égale à -6,25 dioptries sphériques.
- Hypermétropie légère : patients présentant des dioptries sphériques de +0,25 à +3,00 en réfraction.
- Hypermétropie modérée : patients présentant des dioptries sphériques de +3,25 à +6,00 en réfraction.
- Hypermétropie élevée : patients dont la réfraction est supérieure ou égale à +6,25 dioptries sphériques.
- Astigmatisme léger : patients présentant des dioptries cylindriques de -0,25 à -1,00 en réfraction.
- Astigmatisme modéré : patients présentant des dioptries cylindriques de -1,25 à -3,00 en réfraction.
- Astigmatisme élevé : patients présentant une réfraction supérieure ou égale à -3,25 dioptries cylindriques.
- Impossible à vérifier : les patients qui, en raison de l'opacité des médias, n'ont pas passé le bandeau à l'esquiascopie.

Une fois cela fait, il a fallu diviser cette variable en deux : "Correction sphérique" (myopies et hypermétropies) et "Correction cylindrique" (astigmatisme), car il ne pouvait y avoir deux valeurs dans une seule cellule de l'*ensemble de données* qui sera analysé.

Les données contenues dans la variable "Plainte principale", qui est normalement remplie dans les dossiers médicaux avec les mots utilisés par le patient ou son compagnon, ont été remplacées par un mot ou un terme qui a la même signification que ces plaintes, de sorte qu'il y a eu une standardisation de cette variable.

En ce qui concerne les variables "Biomicroscopie" et "Fundoscopie", seuls les changements constatés lors des examens respectifs ont été calculés, en tenant compte du reste des structures qui n'ont pas été mentionnées comme : aucun changement ou normal. En utilisant toujours le même mot ou terme pour les résultats respectifs de chaque œil.

Enfin, dans la variable "Diagnostic", les données ont été normalisées avec le terme médical spécifique pour chaque diagnostic.

5.4 Extraction de données (4ème étape)

À partir de la base de données créée, un nuage de mots a été réalisé en utilisant https://www.wordclouds.com/ pour obtenir une première évaluation des relations possibles trouvées. Plus le mot est mis en évidence, plus sa fréquence est élevée dans le texte analysé.

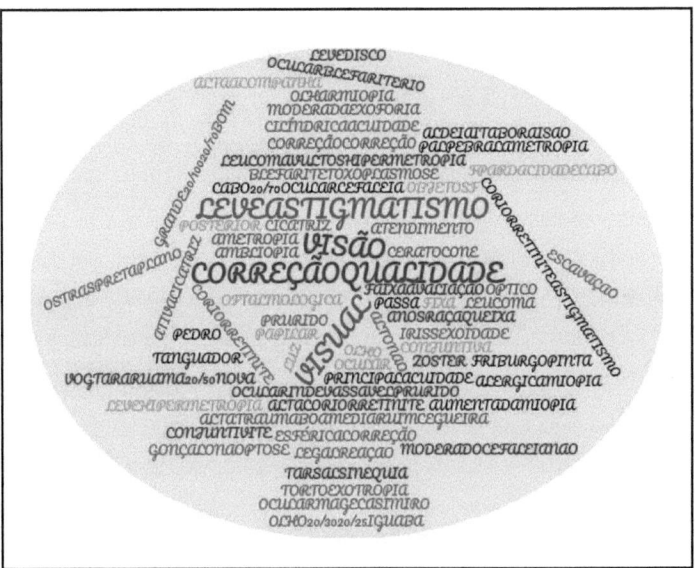

Figure 03 - Nuage de mots avec des échantillons de données après les phases de prétraitement

et la transformation - élaboré par l'auteur à l'adresse https://www.wordclouds.com/

5.4.1 Méthode et technique

La méthode choisie pour l'analyse des données a été la modélisation mathématique des données, car les connaissances sur les conditions et les maladies oculaires qui peuvent causer l'amblyopie ou la cécité sont déjà assez vastes.

La technique utilisée dans cette analyse était la Classification car, selon Amaral[40], il s'agit d'une technique qui utilise des données historiques (dans ce cas, les données secondaires des patients) pour construire un modèle et essayer de prédire la classe d'intérêt (Diagnostic).

D'autres méthodes et techniques ont été utilisées pour tenter d'analyser l'échantillon, telles que les arbres de décision et le clustering, mais aucun résultat concluant n'a été obtenu en raison de la faible quantité de données obtenues dans l'échantillon.

35

5.4.2 Outil

L'outil R version 4.0.0 (24/04/2020) a été utilisé et est disponible en téléchargement gratuit sur le site de la *Fondation R pour l'informatique statistique* - https://www.r-project.org/foundation/.

L'algorithme utilisé pour construire le modèle était *Naive Bayes,* qui est largement utilisé dans la technique de classification. Sa fonction est d'évaluer dans quelle mesure chaque valeur des variables ou attributs (colonnes) a contribué à ce que ce patient (ligne) soit "classé" comme ayant cette maladie (variable de diagnostic)[40].

Naive Bayes est un algorithme statistique et d'apprentissage automatique. Afin de prédire un résultat, une classe ou une variable d'intérêt, le tableau contenant les données historiques est divisé de manière aléatoire en un tableau d'entraînement et un tableau de test. La table test contient 70 % des données de la table originale choisie au hasard et reçoit la valeur "1". La table de test contient les 30% de données restantes, qui ont reçu la valeur "2"[40].

Le modèle est ensuite construit sur la base de la table d'entraînement et testé avec la table de test, qui indique un taux de réussite (figure 04). Après la création du modèle, toutes les instances (lignes) dont les données n'ont pas encore été analysées peuvent être classées.

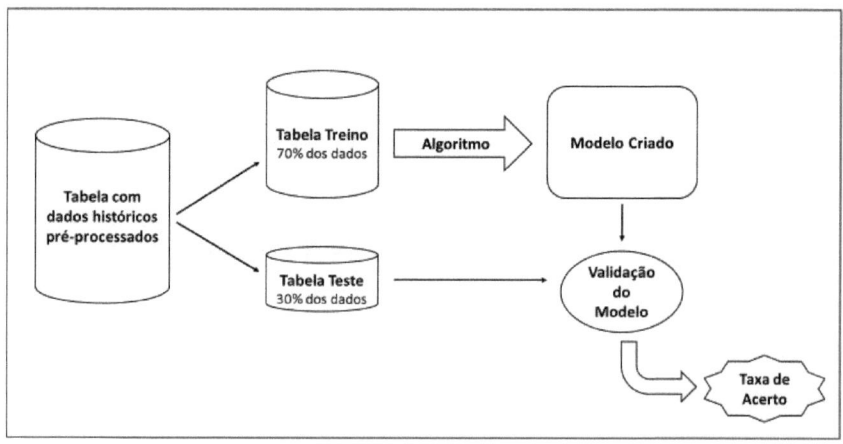

Figure 04 - Création du modèle de classification - préparé par l'auteur.

La programmation utilisée dans l'outil R et l'explication de chaque commande en italique sont décrites ci-dessous :

library(readxl) #Charge *le paquet readxl dans la mémoire R pour travailler avec des valeurs tabulées.*

t <- read_excel("C:/Users/adria/Downloads/Analise completa.xlsx") #Lire *le fichier avec les données tabulées et créer sur le bureau de R un tableau, que nous appelons "t".*

library(e1071) #Charge *le paquet e1071, qui contient plusieurs algorithmes, parmi lesquels Naive Bayes.*

sample = échantillon(2,186,replace=T, prob=c(0.7,0.3)) # *Crée une liste de 186 lignes, 70% reçoit la valeur "1" et 30% reçoit la valeur "2".*

tableTraining = t[,-4][sample==1,] #*Créer une table de formation en filtrant uniquement celles qui ont le numéro 1 dans la liste créée.*

tableTest = t[,-4] [sample==2,]   #Créer une table de test en filtrant uniquement celles qui ont le numéro 2 dans la liste créée

modelNaive <- naiveBayes(as.factor(DIAGNOSTIC) ~ ., tableFormation) **#Créer** *le modèle de naiveBayes en utilisant la table de formation et la classe DIAGNOSTIC.*

predicao <- predict(modelNaive,tableTest, type = "class") #Avec le *modèle créé, la prédiction est faite en utilisant la table de test.*

confusion <- table(tableTEST$DIAGNOSTIC, prédiction) #Créer une table pour acheter le résultat de la prédiction avec les valeurs de la table de test.

Voir (confusion) #*échantillon du tableau "Confusion" créé par le modèle (pièce jointe 2).*

taux correct = (confondre [1] + confondre [15] + confondre [29] + confondre [43] + confondre [57] + confondre [71] + confondre [85] + confondre [99] + confondre [111] + confondre [127] + confondre [154] +

confondre [168] + confondre [182]) / sum(confuse) *# fait la* **somme** *des occurrences du modèle et divise*

le résultat par le nombre de lignes dans le tableau de confusion pour arriver au taux de réussite du modèle. La valeur entre parenthèses est le numéro de la ligne où elle correspond
la valeur prévue et la valeur réelle.

taux de réussite *#échantillonne la valeur du taux de réussite calculé.*

La figure 05 suivante montre la programmation effectuée dans le programme RStudio, illustrant ainsi l'importation de l'*ensemble de données dans* le programme (tableau t), et sa division en table d'entraînement et table de test.

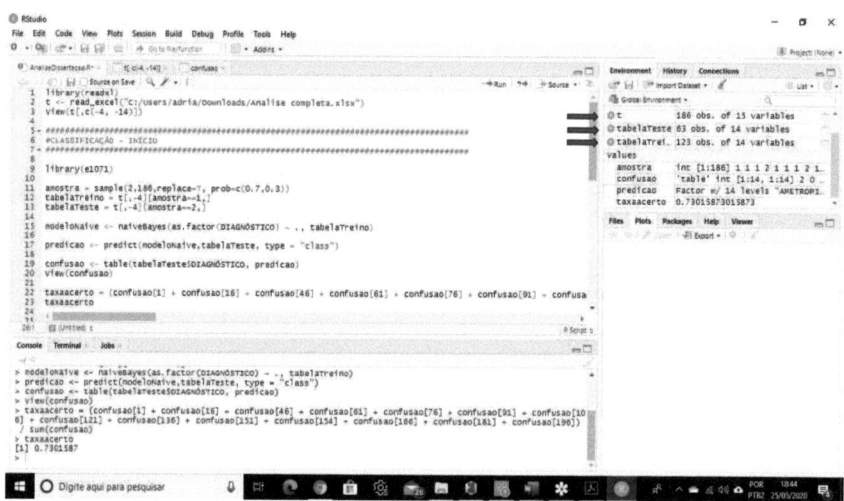

Figure 05 - Programmation dans le système R pour effectuer la classification avec l'algorithme de Nave Bayes - élaboré par l'auteur.

6. RÉSULTATS

6.1 Caractérisation de l'échantillon

L'échantillon obtenu à partir des dossiers médicaux des patients pédiatriques vus dans le département d'ophtalmologie de l'HUAP, après avoir nettoyé les données manquantes, invalides, incomplètes et non pertinentes, était de 196 yeux. L'âge moyen des patients était de 10,04 ans et le mode était de 8 ans (tableau 01). Le graphique 01 montre une meilleure répartition de la fréquence des âges, ce qui signifie que seuls 36 patients (sur un échantillon de 186) dans le secteur de l'ophtalmologie étaient âgés de zéro à six ans.

AGE EN SERVICE	
Moyenne	10,04301075
Erreur type	0,31004007
Moyenne	10
Mode	8
Écart-type	4,228382806
Variance de l'échantillon	17,87922116
Kurtosis	-0,651933926
Asymétrie	-0,064963283
Pause	18
Au minimum	0
Maximum	18
Somme	1868
Comptage	186
Niveau de confiance (95,0%)	0,611668736

Tableau 01 - Statistiques descriptives par rapport à l'âge de la fréquentation (années) de l'échantillon.

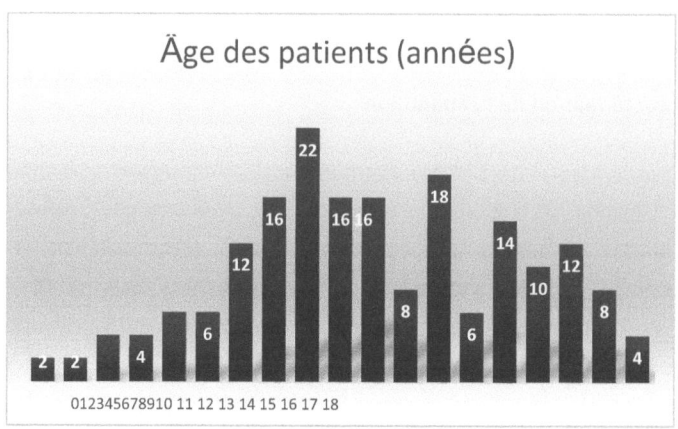

Graphique 01 - Fréquence absolue des âges des patients de l'échantillon au moment des soins

Sur l'ensemble de l'échantillon, 53 % étaient des patients de sexe masculin et 66,7 % des patients de couleur brune (tableau 02).

		Fréquence absolue	Fréquence relative	Fréquence relative accumulé
Sexe				
	Femme	86	46,2	46,2
	Homme	100	53,8	100,0
	Total	186	100,0	
Race				
	Blanc	46	24,7	24,7
	Parda	124	66,7	91,4
	Noir	16	8,6	100,0
Total		186	100,0	

Tableau 02. Fréquences absolues et relatives par sexe et par race

40

En ce qui concerne la ville d'origine des patients, 64 d'entre eux (34,4%) venaient de la ville de Niterói, 24 patients (12,9%) venaient de Cabo Frio, 22 patients (11,8%) venaient d'Araruama et le reste des autres villes fréquentées par le HUAP, comme le montre le tableau 03 ci-dessous.

	Fréquence absolue	Fréquence relative	Fréquence relative accumulé
Araruama	22	11,8	11,8
Arraial do Cabo	4	2,2	14,0
Le bon jardin	2	1,1	15,1
Cap froid	24	12,9	28,0
Casimiro de Abreu	2	1,1	29,0
Guapimirim	2	1,1	30,1
Iguaba Grande	6	3,2	33,3
Itaboraí	2	1,1	34,4
Magé	6	3,2	37,6
Niterói	64	34,4	72,0
Nova Friburgo	4	2,2	74,2
La rivière des huîtres	4	2,2	76,3
Saint Gonçalo	16	8,6	84,9
Le village de Saint-Pierre	16	8,6	93,5
Sapucaia	4	2,2	95,7
Tanguá	2	1,1	96,8
Teresópolis	6	3,2	100,0
Total	186	100,0	

Tableau 03 - Répartition des patients par ville d'origine.

Les principales plaintes qui ont amené les patients à se faire soigner les yeux étaient : Oeil de travers dans 26,9 % des cas, faible acuité visuelle dans 25,3 % des cas, évaluation ophtalmologique sur recommandation d'une autre spécialité médicale dans 19,9 % des cas et maux de tête dans 14 % des cas (tableau 04).

	Fréquence absolue	Fréquence relative	Fréquence relative accumulée
Évaluation ophtalmologique	37	19,9	19,9
Faible acuité visuelle	47	25,3	45,2
Cephalea	26	14,0	59,1
Ceratocone	2	1,1	60,2
Douleur oculaire	2	1,1	61,3
Photophobie	6	3,2	64,5
Glaucome	2	1,1	65,6
Herpès Zoster	1	0,5	66,1
Oeil de travers	50	26,9	93,0
La peinture dans l'œil	1	0,5	93,5
Prurit oculaire	8	4,3	97,8
Chute de la paupière	3	1,6	99,5
Traumatisme	1	0,5	100,0
Total	186	100,0	

Tableau 04 - Répartition des fréquences par type de plainte des patients.

Sur l'échantillon de 186 yeux examinés, il a été constaté, comme le montre le tableau 05 ci-dessous, que 61,3 % n'avaient pas d'erreur de réfraction sphérique (myopie ou hypermétropie) et 72 % n'avaient pas d'erreur de réfraction cylindrique (astigmatisme).

Parmi les yeux qui présentaient un défaut de réfraction sphérique, 18,3 % étaient légèrement myopes et 12,4 % légèrement hypermétropes.

Parmi les yeux qui présentaient un défaut de réfraction cylindrique, 18,3 % étaient légèrement astigmates.

Il est important de noter qu'un même œil peut avoir seulement un défaut de réfraction sphérique, seulement un défaut de réfraction cylindrique, les deux défauts de réfraction (sphérique et cylindrique), ou aucun défaut de réfraction.

	Fréquence absolue	Fréquence relative	Fréquence relative accumulée
Correction sphérique			
Hypermétropie élevée	6	3,2	3,2
Hypermétropie légère	23	12,4	15,6
Haute myopie	1	0,5	16,1
Une légère myopie	34	18,3	34,4
Myopie modérée	5	2,7	37,1
Pas de laissez-passer pour les pistes	3	1,6	38,7
Plan	114	61,3	100,0
Correction cylindrique			
Astigmatisme élevé	1	0,5	0,5
Astigmatisme léger	34	18,3	18,8
Astigmatisme modéré	14	7,5	26,3
Pas de laissez-passer pour les pistes	3	1,6	28,0
Plan	134	72,0	100,0
Total	186	100,0	

Tableau 05 - Répartition des fréquences par type de correction optique

Quant au diagnostic donné par le secteur de l'ophtalmologie après les examens, 30,6 % des yeux ont été considérés comme normaux, c'est-à-dire qu'ils ne présentaient aucune pathologie ou état ophtalmologique ; 15,1 % des yeux ne présentaient qu'une légère amétropie ; et 12,4 % présentaient une ésotropie alternée.

Si l'on additionne les pourcentages d'affections oculaires qui s'accompagnent du secteur du strabisme (ésotropie alternée, exophorie et exophorie alternée), on constate que 21,6 % des yeux présentent une déviation quelconque, étant ensemble, le deuxième diagnostic le plus fréquent.

	Fréquence absolue	Fréquence relative	Fréquence relative accumulée
Diagnostic			
Haute Amétropie	7	3,8	3,8
Amétropie légère	28	15,1	15,1
Blefarite	6	3,2	3,2
Cascade	8	4,3	4,3
Ceratocone	4	2,2	2,2
Conjonctivite allergique	8	4,3	4,3
L'ésotropie alternative	23	12,4	12,4
Exoforia	7	3,8	3,8
Exotropie alternée	10	5,4	5,4
Glaucome	14	7,5	7,5
Leucome	3	1,6	1,6
Normal	57	30,6	30,6
Ptose palpébrale	3	1,6	1,6
Toxoplasmose oculaire	8	4,3	4,3
Ambliopia			
Non	158	84,9	84,9
Oui	28	15,1	100,0
Total	186	100,0	

Tableau 06 - Répartition de la fréquence par diagnostic du patient.

6.2 Classification avec l'algorithme de *Naves Bayes*

En exécutant la programmation dans le système R, l'algorithme a généré une table de formation, contenant 70% des données de la base de données de l'échantillon étudié, et une table de test contenant les 30% restants des données.

Avec la table de formation, l'algorithme a lancé ce que nous appelons dans l'analyse des données l'apprentissage automatique, en analysant la valeur de chaque variable de chaque patient pour comprendre pourquoi ce patient a reçu un diagnostic spécifique, puis en créant un modèle.

44

Ensuite, le modèle créé a été testé avec les données de la table de test, qui ne comportait pas la variable de diagnostic, précisément pour que le modèle puisse prédire cette variable pour chaque cas (ligne ou dans le cas du patient). Ce test se fait avec la création d'un nouveau tableau, appelé tableau de confusion, présenté en partie dans la figure 06 et en totalité dans l'annexe 02.

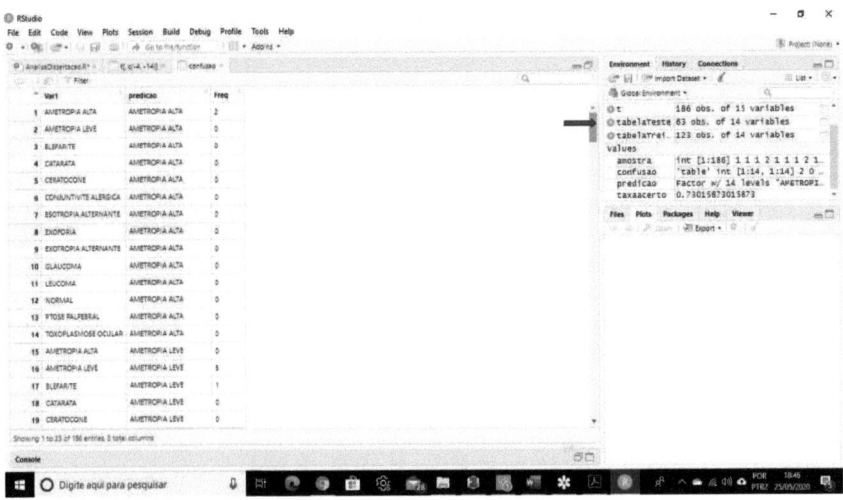

Figure 06 - Création du tableau Confusion par modèle - préparé par l'auteur.

En additionnant le nombre d'occurrences du modèle et en divisant le résultat par 63 observations de la table de test, on obtient un taux d'occurrences du modèle de 0,73 ou 73% (figure 07).

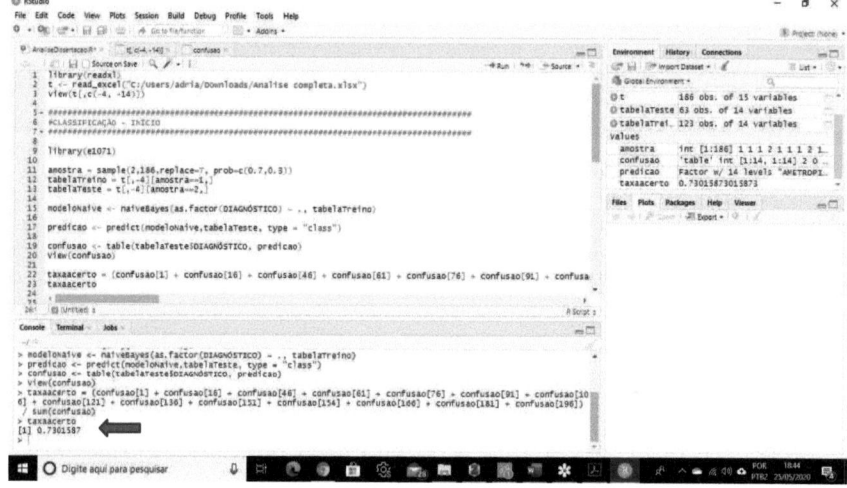

Figure 07 - Résultat obtenu avec le modèle - préparé par l'auteur.

46

7. DISCUSSION

7.1 Quant à l'échantillon étudié

L'une des limites de cette étude était la taille modeste de l'échantillon.

Bien que le service d'ophtalmologie de l'hôpital Universitário Antônio Pedro serve de nombreux enfants de plusieurs villes de l'État de Rio de Janeiro, parce qu'il utilise encore dans cet hôpital l'enregistrement sur papier, beaucoup de ces dossiers n'ont pas été trouvés dans le dossier médical lors du processus de collecte des données.

D'après les dossiers médicaux trouvés, peu d'entre eux comportaient des données correctes. Le dossier médical étant constitué de feuilles blanches, le médecin résident ou le médecin assistant du patient n'écrit que ce qu'il juge essentiel, dans l'urgence ou en oubliant d'interroger lors de l'anamnèse, des faits importants pour un meilleur diagnostic du cas. Même dans les notes des résultats des examens physiques et de laboratoire, le compte-rendu est fait de manière synthétique.

Par conséquent, il n'y a pas de modèle de remplissage, les feuilles du tableau sont perdues, endommagées et parfois même ne sont pas dans l'ordre chronologique.

Dans le cas spécifique des examens ophtalmologiques, il a été observé que plusieurs examens importants n'étaient pas effectués, principalement chez les petits enfants, tels que la mesure de l'acuité visuelle sans correction et la réfraction statique sous cycloplégie, même chez les bébés, ce qui est pertinent pour prévenir l'amblyopie, car beaucoup peuvent présenter des erreurs de réfraction et parce qu'ils ne s'expriment pas verbalement, le médecin peut laisser cette condition passer inaperçue. Il s'agit, à mon avis, d'une constatation grave, car les médecins résidents ne possèdent pas de qualifications adéquates en matière de soins aux enfants.

Dans l'échantillon utilisé pour la recherche, il a été observé qu'il n'y avait pas de différence significative entre les enfants suivis selon le sexe, 53% des patients étant de sexe masculin et 47% de sexe féminin.

En ce qui concerne l'âge des patients suivis, il a été constaté que peu de patients âgés de zéro à cinq ans étaient suivis par le secteur, qui a beaucoup appelé attention, car on sait que le développement du cortex visuel de l'enfant se fait dès la naissance et qu'il sera complètement formé vers l'âge de huit ans [5,6]. Si le patient présente une condition ou une pathologie qui affecte ce développement visuel, plus l'enfant se rapproche de l'âge de huit ans, plus le pronostic est mauvais.

De ce fait, on peut penser à plusieurs hypothèses :

- Les pédiatres ne conseillent pas les parents sur l'importance d'emmener leurs enfants pour des soins oculaires de routine dès la naissance.

- Les médecins résidents ne sont pas bien préparés à s'occuper d'enfants dans la résidence d'ophtalmologie. Ils forment donc un grand nombre d'ophtalmologues pour adultes et, lorsqu'ils reçoivent un enfant dans leur cabinet, ils le traitent comme un "petit adulte", ce qui n'est pas vrai, laissant plusieurs problèmes visuels traitables qui deviendront une amblyopie.

- Aucune campagne de santé publique n'est axée sur l'importance de l'examen des yeux chez les enfants dès la naissance.

La grande majorité des patients avaient entre 6 et 14 ans, la moyenne étant de 10 ans, ce qui nous fait penser que les parents ne consultent que lorsque leur enfant signale un problème visuel, ou lorsque le problème devient visible pour les parents (en cas de strabisme, de calamités ou de plaintes des enseignants). Il s'agit d'une routine qui devrait être changée dès que possible.

En analysant les principales plaintes qui ont conduit les patients à se faire soigner, l'hypothèse précédente gagne en force, puisque 26,9 % des cas étaient des plaintes d'œil de travers et 25 % des cas étaient des plaintes de faible acuité visuelle, ce qui est observé soit par les enseignants en classe, soit lorsque l'enfant a atteint un certain âge où il peut déjà discerner qu'un œil ne voit pas aussi bien que l'autre.

Parmi les diagnostics posés dans cet échantillon, la plupart ont été considérés comme normaux (30,65 %), suivis par le groupe Strabismus (21,6 %). Ceci n'est pas valable

L'hôpital Universitário Antônio Pedro est un hôpital de référence pour les cas de strabisme, en plus de recevoir plusieurs patients envoyés par d'autres secteurs, avec des maladies systémiques, qui, lorsqu'elles sont évaluées par l'ophtalmologie, ne présentent pas de maladie ophtalmologique ou d'état lié à sa maladie de base.

7.2 Comme pour le modèle de classification :

L'exploration de données présente un grand avantage lorsque nous avons un grand volume de données complexes (structurées, semi-structurées et non structurées) à analyser.

Le manque important de données a considérablement réduit l'échantillon à analyser, ce qui a empêché l'utilisation de diverses techniques d'exploration de données qui pourraient grandement contribuer à l'identification de modèles cachés générant de nouvelles connaissances.

L'obtention d'un taux de réussite de 73% par l'algorithme naïf de Bayes dans la technique de classification utilisée pour analyser l'échantillon a été considérée par l'auteur comme une valeur élevée et valide pour que nous puissions utiliser le modèle créé, puisqu'elle a pu prédire correctement le diagnostic dans 73% des cas malgré le fait que l'apprentissage machine se soit fait avec un très petit volume de données.

Cependant, il est nécessaire de considérer que nous avons affaire à des vies et que le taux de réussite du modèle créé ne sera valable qu'en fonction de la maladie à laquelle nous avons affaire. Par exemple, si l'on tente de diagnostiquer précocement si la patiente peut développer un cancer du sein, le taux de réussite de 73 % serait insuffisant pour utiliser le modèle. C'est pourquoi il est nécessaire de disposer d'une base de données fiable avec un grand volume de données afin que l'apprentissage machine puisse se faire correctement et atteindre un taux de réussite optimal, en se rappelant qu'un modèle n'aura jamais un taux de réussite de 100%.

Un autre point important à noter est que ce modèle créé ne sert qu'au diagnostic basé sur les variables utilisées lors de sa création. Mais on peut penser que, dans les institutions où le dossier électronique est déjà implanté, avec une maintenance correcte de la base de données, on pourrait obtenir un taux de réussite plus élevé, ainsi qu'utiliser d'autres techniques d'exploration de données pour l'analyse des données implicites, générant de nouvelles connaissances sur certaines maladies.

8. CONCLUSIONS

La grande difficulté d'obtenir des données fiables et cohérentes par le biais d'enregistrements papier a rendu l'analyse avec les techniques de data mining très limitée, empêchant l'extraction maximale de ces données.

Un hôpital très complexe et de référence, tel que l'Hospital Universitário Antônio Pedro, génère un volume gigantesque de données d'une valeur scientifique inestimable ; cependant, ces données ne sont pas correctement stockées dans une base de données automatisée.

Grâce à l'utilisation de dossiers médicaux électroniques, à la numérisation des examens de laboratoire et d'imagerie, et à la bonne tenue d'une base de données, même en utilisant des stagiaires en informatique issus des propres cours de l'Université fédérale Fluminense, la qualité de la production scientifique pourrait considérablement augmenter, et même la découverte de nouveaux traitements et la création de brevets pourraient être réalisées.

Les professionnels de la santé et les résidents doivent être informés de la manière de remplir correctement leur dossier médical. Dans chaque spécialité, il y a des questions importantes qui doivent être posées aux patients qui n'ont pas été posées ou qui ont été posées mais qui n'ont pas été inscrites dans le dossier médical.

Bien que le plein potentiel des techniques d'exploration des données pour l'extraction maximale des connaissances pendant l'analyse des données n'ait pas été utilisé en raison de la petite taille de l'échantillon et du grand volume de données manquantes importantes pour l'analyse, ce travail a permis d'identifier l'importance de l'informatisation du système hospitalier, en plus de la formation des étudiants en médecine et des professionnels de la santé dans le domaine de la science des données, comme détaillé sous forme d'entrées, d'activités et de produits dans le graphique 02.

Phases	Entrées	Activités développées	Produit obtenu
Développement des compétences	Acquisition de compétences en sciences des données pour le processus d'acquisition, de traitement et d'analyse des données	Formation aux outils d'*exploration de données,* quels qu'ils soient : Langue R Pyton Weka SPSS...	Domaine de base pour les activités d'*exploration de données*
Infrastructure	Collecte de données primaires en format numérique dans les services d'urgence, les centres chirurgicaux et les secteurs d'examens complémentaires	Normalisation des dossiers numériques des patients selon chaque secteur pour la collecte de données.	Génération d'une base de données numérique.
***Extraction de données -* Intelligence artificielle**	Données traitées et stockées en vue du processus d'analyse et de révision des formes de regroupement	Traitement de ces données avec identification des données manquantes, intégration ou segmentation des données selon l'objectif de l'analyse à effectuer	Règles inattendues du processus d'*exploration des données* et d'acquisition de nouvelles connaissances

Graphique 02 - Intrants, activités et produits identifiés à partir des recherches effectuées - préparé par l'auteur.

Cela pourrait accroître la production scientifique de qualité de l'HUAP, améliorer les soins aux patients (médecine de précision) et contribuer à l'amélioration des programmes de santé publique pour la population de la région.

Il est important de noter que la mise en œuvre de ce protocole doit suivre les règles de la nouvelle loi générale sur la protection des données personnelles (LGPD)[54], sanctionnée le 14/08/2018 et entrant en vigueur le 03/05/2021.

9. REMARQUES FINALES

9.1 Leçons apprises :

Le développement des compétences dans la formation des médecins en science des données devient, dans le scénario actuel, fondamental car l'ensemble des données a migré rapidement vers l'environnement numérique.

La mise en place de systèmes d'information qui automatiseront la collecte de données primaires et leur relation avec les faits qui génèrent des consultations et demandent de nouveaux diagnostics pour la prévention des maladies apportera un gain de connaissances différenciées pertinentes pour la prévention des maladies

La formation du data scientist apportera comme différenciation la possibilité d'approfondir les connaissances des spécialistes et la possibilité d'une analyse systémique intégrée avec une plus grande cohérence, considérant que le taux de croissance des grandes données dans le domaine de la santé a augmenté très rapidement à l'échelle du zettabyte (1021 gigaoctets)[48].

Cette recherche a nécessité un développement personnel par la participation à des cours complémentaires pour apprendre le processus de traitement des données - de l'acquisition, la collecte, l'ajustement, le traitement, l'analyse et les conclusions. Parmi ceux-ci, on peut citer : Data Science, R System, SPSS, Rapid Miner, création de bases de données structurées, entre autres.

9.2 Suggestions pour les recherches à venir :

De futures études sur le sujet sont nécessaires pour améliorer l'analyse des données des dossiers des patients à la recherche de meilleures prédictions et connaissances sur diverses maladies et conditions pertinentes pour le bien-être du patient et de la population en général.

Quelques suggestions ont été énumérées ci-dessous :

- Validation du protocole proposé dans cette thèse à partir de l'analyse d'autres ensembles de données de patients.
- Recherche et proposition d'un dépôt de données sur les patients pédiatriques à l'usage des systèmes d'information hospitaliers, en créant des *entrepôts de données,* facilitant ainsi l'échange d'informations en termes de diagnostic et de techniques de prévention des maladies entre les institutions.

10. PRODUIT DE LA RECHERCHE

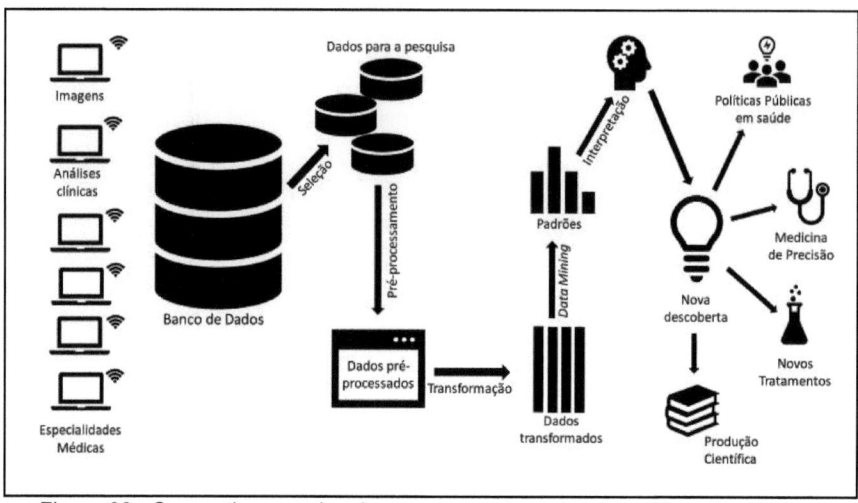

Figure 08 - Suggestion pour la mise en œuvre du protocole créé - préparée par l'auteur.

11. RÉFÉRENCES

1. Fayyad U, Piatetsky-Shapiro G, Smyth P. From data mining to knowledge discovery in databases. AI Mag. 1996;17(3):37–54.

2. Pereira J. Data mining models for multi-preview : application to intensive care medicine [Internet] [Mémoire de maîtrise]. Braga - Portugal] : Université du Minho ; 2005 [cité le 14 mars 2019]. Disponible à l'adresse suivante : https://core.ac.uk/download/pdf/55626354.pdf

3. Fialho FA, Dias IMÁV, Salvador M, Pacheco ZML, Nascimento L. A enfermagem avaliando acuidade visual de estudantes do ensino fundamental. Rev Baiana Enfermagem25;2012. (1):40–33.

4. Rocha MNAM, Ávila MP de, Isaac DLC, Mendonça LS de M, Nakanishi L, Auad LJ. Prévalence des maladies oculaires et des erreurs de réfraction chez les enfants vus dans un centre de référence en ophtalmologie dans la région du centre-ouest, Brésil. Rev Bras Oftalmol. 2014;73(4):7.

5. Casal IA, Monteiro S, Figueiredo A, Vale C, Borges T, Miranda V, et al. Ophthalmologic referral in pediatric age : retrospective study of twelve consecutive months of hospital ophthalmologic referral. Rev Port Clínica Geral. 2018;34(2):62–70.

6. Grumann Junior A, White FRE. Profil épidémiologique des patients atteints de ptose congénitale à l'hôpital régional de São José. Rev Bras Oftalmol. 2011;70(6):391- 5.

7. López-Torres V, Salamanca-Libreros OF, Törnquist AL. Recommandations pour l'examen visuel chez les enfants. IATREIA. 2019;32(1):40–51.

8. Mocanu V, Horhat R. Prevalence and risk factors of amblyopia among refractive errors in an eastern european population. Medicina (Mexique). 2018;54(1):6.

9. Asper L, Watt K, Khuu S. Optical treatment of amblyopia : a systematic review and meta-analysis : Traitement optique de l'amblyopie. Clin Exp Optom. julho de 2018;101(4):431-42.

10. Hashemi H, Pakzad R, Yekta A, Bostamzad P, Aghamirsalim M, Sardari S, et al. Estimations mondiales et régionales de la prévalence de l'amblyopie : Une revue systématique et une méta-analyse. Strabismus. 2 de outubro de 2018;26(4):168-83.

11. Chegeni M, Khanjani N, Rahmatpour P, Ahmadi Pishkuhi M, Abdolalian N. La prévalence de l'amblyopie en Iran : Une étude systématique. J Curr Ophthalmol. 27 de março de 2018;30(3):194-201.

12. Goñi-Boza E, Ortiz Barrantes R. Conceptualisation globale de l'amblyopie.

Science et technologie pour la santé visuelle et oculaire. 1er juillet 2018;16(2):91-8.

13. Papageorgiou E, Asproudis I, Maconachie G, Tsironi EE, Gottlob I. The treatment of amblyopia : current practice and emerging trends. Graefes Arch Clin Exp Ophthalmol. junho de 2019;257(6):1061-78.

14. Tsirlin I, Colpa L, Goltz HC, Wong AMF. Déficits de la recherche visuelle en amblyopie. J Vis. 23 avril 2018;18(4):17.

15. Cibis G, Gulani AC. L'amblyopie. Dans : StatPearls [Internet]. Treasure Island (FL) : StatPearls Publishing ; 2019 [cité le 5 juin 2019]. Disponible à l'adresse suivante : http://www.ncbi.nlm.nih.gov/books/NBK430890/

16. Dikova SP, Dragoev SA, Chernodrinska VS. Prévalence de l'amblyopie en Bulgarie. Strabisme. 2 octobre 2018;26(4):163-7.

17. Nishi T, Ueda T, Hasegawa T, Miyata K, Ogata N. Épaisseur choroïdienne chez les enfants atteints d'amblyopie anisométropique hyperopique. Br J Ophthalmol. fevereiro de 2014;98(2):228-32.

18. Stewart CE, Shah S, Wren S, Roberts CJ. Services ophtalmologiques pédiatriques : Quelle est la part de la charge de travail liée à l'amblyopie ? Strabisme. 2 de julho de 2016;24(3):109-12.

19. Nishi T, Ueda T, Hasegawa T, Miyata K, Ogata N. Épaisseur de la rétine chez les enfants atteints d'amblyopie anisohypermétrope. Br J Ophthalmol. agosto de 2015;99(8):1060-4.

20. Taylor K, Elliott S. Interventions for strabismic amblyopia. 2014;27.

21. Hunter D, Cotter S. Diagnostic précoce de l'amblyopie. Neurosciences de la vis. 2018;35:E013.

22. Arnold RW, O'Neil JW, Cooper KL, Silbert DI, Donahue SP. Évaluation d'une application de photoscreening pour smartphone permettant de détecter les facteurs de risque d'amblyopie réfractive chez les enfants âgés de 1 à 6 ans. Clin Ophthalmol Auckl NZ. 23 de agosto de 2018;12:1533-7.

23. Guimaraes S, Vieira M, Queirós T, Soares A, Costa P, Silva E. Nouveaux facteurs de risque pédiatriques pour l'amblyopie : strabisme versus réfraction. Eur J Ophthalmol. mars 2018;28(2):229-33.

24. Li Y-P, Zhou M-W, Forster SH, Chen S-Y, Qi X, Zhang H-M, et al. Prévalence de l'amblyopie chez les enfants d'âge préscolaire dans le centre-sud de la Chine. Int J Ophthalmol. 18 de maio de 2019;12(5):820-5.

25. Hernández AA, Balparda K, Díaz AM, Pamplona AP, Jiménez D, Londoño AM Caractérisation des patients évalués dans un service ophtalmologique pédiatrique. Rev Med Inst Mex Seguro Soc. 2014;52(2):212-7.

26. JD Freitas du SCF de. Amblyopia : comment et quand ? [Internet] [Mémoire de maîtrise]. [Porto - Portugal] : Université de Porto ; 2018 [cité le 14 mars 2019]. Disponible à l'adresse suivante : https://sigarra.up.pt/ffup/pt/pub_geral.show_file?pi_doc_id=158166

27. Hansen MH, Munch IC, Li XQ, Skovgaard AM, Olsen EM, Larsen M, et al. Acuité visuelle et prévalence de l'amblyopie chez les enfants danois de 11 et 12 ans de la cohorte des enfants de Copenhague 2000. Acta Ophthalmol (Copenhague). fevereiro de 2019;97(1):29-35.

28. Joachimsen L, Gross N, Lagrèze W. Update Ophthalmology - Amblyopia and refractive errors. Feuilles mensuelles de clinique pour l'ophtalmologie. agosto de 2018;235(08):945-54.

29. Cunha FJAP, Ribeiro NM, Pereira HB de B. Techniques de gestion de l'information dans un réseau d'hôpitaux. Perspect Em Ciênc Information. 2014;19(1):22-36.

30. LAV Chêne de. Extraction de données. Extraction de données en marketing, médecine, économie. 1ère édition, Rio de Janeiro : Science moderne ; 2005. 256 p.

31. Fayyad U, Piatetsky-Shapiro G, Smyth P. Le processus KDD pour extraire des connaissances utiles de volumes de données. Commun ACM. 1996;39(11):27–34.

32. Brésil, Conseil fédéral de médecine, Société brésilienne d'informatique de santé. Manuel de certification pour les systèmes de dossiers de santé électroniques. Version. 4.2. [Internet]. 2016 [cité le 13 mars 2019]. Disponible à l'adresse suivante : http://www.sbis.org.br/certificacao/Manual_Certificacao_SBIS-CFM_2016_v4-2.pdf

33. Pyle D. Préparation des données pour l'exploration des données. Morgan Kaufmann ; 1999. 564 p.

34. Sharma A, Mansotra V. Emerging applications of data mining for healthcare management - A critical review. Dans : Conférence internationale de 2014 sur l'informatique au service du développement mondial durable (INDIACom) [Internet]. New Delhi, Inde : IEEE ; 2014 [citado 14 de março de 2019]. p. 377-82. Disponible à l'adresse suivante : http://ieeexplore.ieee.org/document/6828163/

35. Koh HC, Tan G. Data mining applications in healthcare. J Healthc Inf Manag. 2005;19(2):64–72.

36. Rodriguez MVRY. La gestion d'entreprise dans les organisations d'apprentissage : l'art de gérer le changement. Rio de Janeiro : Qualitymark ;

2002. 352 p.

37. Fayyad UM, Djorgovski SG, Weir N. From digitized images to online catalogs - data mining a sky survey. Al Mag. 1996;17(2):51–66.

38. Souza AMP, Zaia JE. L'utilisation du data mining dans la promotion de la santé. Atas Saúde Ambient. 2015;3(2):12-21.

39. Côrtes S da C, Porcaro RM, Lifschitz S. Data Mining - Caractéristiques, techniques et approches. Internet Rio Jan PUC. 2002;34.

40. Amaral F. Introduction à la science des données : Data Mining et Big Data. Rio de Janeiro : Alta Books ; 2016. 320 p.

41. Vilar MMC, Abrahão MM, Mendanha DB de A, Campos LM, Dalia ERC, Teixeira LP, et al. Prévalence accrue de la myopie dans un hôpital ophtalmologique de Goiânia - Goiás. Rev Bras Oftalmol. 2016;75(5):356-9.

42. Clésio F. Data Mining with Free Software [Internet]. Data Mining / Machine Learning / Data Analysis. 2012 [cité le 21 février 2020]. Disponible à l'adresse suivante : https://mineracaodedados.wordpress.com/2012/07/12/mineracao-de-dados-com-software-free/

43. 10 outils et bibliothèques pour travailler avec le data mining et les Big Data - Part 01 [Internet]. iMasters - We are Developers. 2017 [cité le 21 février 2020]. Disponible à l'adresse suivante : https://imasters.com.br/data/10-ferramentas-e-bibliotecas- to work-with-data-mining-e-big-data-part--01

44. 7 outils gratuits d'analyse des données [CIO [Internet]. [cité le 21 février 2020]. Disponible à l'adresse suivante : https://cio.com.br/7-ferramentas-gratuitas-de-data analysis-to-know/

45. 10 outils et bibliothèques pour travailler avec le data mining et les Big Data - Part 02 [Internet]. iMasters - We are Developers. 2017 [cité le 21 février 2020]. Disponible à l'adresse suivante : https://imasters.com.br/data/10-ferramentas-e-bibliotecas- para-work-with-data-mining-e-big-data-part--02

46. WEKA - Logiciel pour l'extraction de données [Internet]. [cité le 24 février 2020]. Disponible à l'adresse suivante : https://sosgisbr.com/2017/06/15/weka-software-para- data mining/

47. Ristevski B, Chen M. Big Data Analytics in Medicine and Healthcare. J Integr Bioinforma [Internet]. 25 septembre 2018 [cité le 3 juillet 2019];15(3). Disponível em : http://www.degruyter.com/view/j/jib.2018.15.issue-3/jib-2017-0030/jib-2017-0030.xml

48. Raghupathi W, Raghupathi V. Big data analytics in healthcare : promise and potential. Health Inf Sci Syst. dezembro de 2014;2(1):3.

49. Anderson NG, Pollack J, Williams D. The value of healthcare data in ophthalmology : Curr Opinions Ophthalmol. maio de 2014;25(3):191-4.

50. Parke II DW, Lum F, Rich WL. Le registre IRIS® : Objectif et perspectives. Ophthalmol. janeiro de 2017;114(S1):1-6.

51. RC Oak de. Application de l'exploration de données aux informations contenues dans les dossiers des patients. Information sur l'agenda. 2018;3(special):161-81.

52. Kobus LSG. Application de la découverte de connaissances dans une base de données pour identifier les utilisateurs atteints de maladies cardiovasculaires éligibles aux programmes de gestion de cas [Internet] [Mémoire de maîtrise]. [Centro de Ciências Biológicas da Saúde, PUCPR, Curitiba] ; 2006 [cité le 14 mars 2019]. Disponible à l'adresse suivante : http://www.dominiopublico.gov.br/pesquisa/DetalheObraForm.do?select_action= & co_obra=146430

53. Le Brésil. Il prévoit le statut de l'enfant et de l'adolescent et contient d'autres dispositions [Internet]. Loi n° 8069 du 13 juillet 1990. Disponible à l'adresse suivante : http://www.planalto.gov.br/ccivil_03/leis/L8069.htm

54. Le Brésil. Loi générale sur la protection des données personnelles (LGPD). [Internet]. Loi n° 13.709 du 14 août 2018. Disponible à l'adresse suivante : http://www.planalto.gov.br/ccivil_03/_ato2015-2018/2018/lei/L13709compilado.htm

ANNEXES

Annexe 1 : Équivalence de l'acuité visuelle entre les échelles les plus utilisées

EQUIVALENCIA DA ACUIDADE VISUAL ENTRE ESCALAS MAIS UTILIZADAS

Snellen 20 pés	Snellen 6 metros	Decimais
20/200	6/60	0,10
20/160	6/48	0,125
20/125	6/38	0,16
20/100	6/30	0,20
20/80	6/24	0,25
20/63	6/20	0,32
20/50	6/15	0,40
20/40	6/12	0,50
20/32	6/10	0,63
20/25	6/7,5	0,80
20/20	6/6	1,00
20/16	6/5	1,25
20/12,5	6/3,75	1,60
20/10	6/3	2,00

Fonte: American Society of Cataract and Refractive Surgery

Annexe 2 : Confusion des tableaux créée par le modèle de classification.

	Var1	predao	Freq
1	HAUTE AMÉTROPIE	HAUTE AMÉTROPIE	1
2	LA MÉTHROPIE LÉGÈRE	HAUTE AMÉTROPIE	0
3	BLEFARITE	HAUTE AMÉTROPIE	0
4	CATARATE	HAUTE AMÉTROPIE	0
5	CERATOCONE	HAUTE AMÉTROPIE	0
6	CONJONCTIVITE ALLERGIQUE	HAUTE AMÉTROPIE	0
7	L'ÉSOTROPIE ALTERNÉE	HAUTE AMÉTROPIE	0
8	EXOFORIA	HAUTE AMÉTROPIE	0
9	L'EXOTROPIE ALTERNÉE	HAUTE AMÉTROPIE	0
10	GLAUCOMA	HAUTE AMÉTROPIE	0
11	NORMAL	HAUTE AMÉTROPIE	0
12	PTOSE DE L'EYELIDE	HAUTE AMÉTROPIE	0
13	TOXOPLASMOSE OCULAIRE	HAUTE AMÉTROPIE	0
14	HAUTE AMÉTROPIE	LA MÉTHROPIE LÉGÈRE	0
15	LA MÉTHROPIE LÉGÈRE	LA MÉTHROPIE LÉGÈRE	6
16	BLEFARITE	LA MÉTHROPIE LÉGÈRE	0

17	CATARATE	LA MÉTHROPIE LÉGÈRE	0
18	CERATOCONE	LA MÉTHROPIE LÉGÈRE	0
19	CONJONCTIVITE ALLERGIQUE	LA MÉTHROPIE LÉGÈRE	0
20	L'ÉSOTROPIE ALTERNÉE	LA MÉTHROPIE LÉGÈRE	0
21	EXOFORIA	LA MÉTHROPIE LÉGÈRE	0
22	L'EXOTROPIE ALTERNÉE	LA MÉTHROPIE LÉGÈRE	1
23	GLAUCOMA	LA MÉTHROPIE LÉGÈRE	0
24	NORMAL	LA MÉTHROPIE LÉGÈRE	1
25	PTOSE DE L'EYELIDE	LA MÉTHROPIE LÉGÈRE	0
26	TOXOPLASMOSE OCULAIRE	LA MÉTHROPIE LÉGÈRE	1
27	HAUTE AMÉTROPIE	BLEFARITE	0
28	LA MÉTHROPIE LÉGÈRE	BLEFARITE	0
29	BLEFARITE	BLEFARITE	0
30	CATARATE	BLEFARITE	0
31	CERATOCONE	BLEFARITE	0
32	CONJONCTIVITE ALLERGIQUE	BLEFARITE	1
33	L'ÉSOTROPIE ALTERNÉE	BLEFARITE	0
34	EXOFORIA	BLEFARITE	0
35	L'EXOTROPIE ALTERNÉE	BLEFARITE	0
36	GLAUCOMA	BLEFARITE	0
37	NORMAL	BLEFARITE	0
38	PTOSE DE L'EYELIDE	BLEFARITE	0
39	TOXOPLASMOSE OCULAIRE	BLEFARITE	0
40	HAUTE AMÉTROPIE	CATARATE	1
41	LA MÉTHROPIE LÉGÈRE	CATARATE	0
42	BLEFARITE	CATARATE	0
43	CATARATE	CATARATE	2
44	CERATOCONE	CATARATE	0
45	CONJONCTIVITE ALLERGIQUE	CATARATE	0
46	L'ÉSOTROPIE ALTERNÉE	CATARATE	0
47	EXOFORIA	CATARATE	0
48	L'EXOTROPIE ALTERNÉE	CATARATE	0
49	GLAUCOMA	CATARATE	0
50	NORMAL	CATARATE	0
51	PTOSE DE L'EYELIDE	CATARATE	0
52	TOXOPLASMOSE OCULAIRE	CATARATE	0
53	HAUTE AMÉTROPIE	CERATOCONE	0
54	LA MÉTHROPIE LÉGÈRE	CERATOCONE	0
55	BLEFARITE	CERATOCONE	0
56	CATARATE	CERATOCONE	0

57	CERATOCONE	CERATOCONE	1
58	CONJONCTIVITE ALLERGIQUE	CERATOCONE	0
59	L'ÉSOTROPIE ALTERNÉE	CERATOCONE	0
60	EXOFORIA	CERATOCONE	0
61	L'EXOTROPIE ALTERNÉE	CERATOCONE	0
62	GLAUCOMA	CERATOCONE	0
63	NORMAL	CERATOCONE	0
64	PTOSE DE L'EYELIDE	CERATOCONE	1
65	TOXOPLASMOSE OCULAIRE	CERATOCONE	0
66	HAUTE AMÉTROPIE	CONJONCTIVITE ALLERGIQUE	0
67	LA MÉTHROPIE LÉGÈRE	CONJONCTIVITE ALLERGIQUE	0
68	BLEFARITE	CONJONCTIVITE ALLERGIQUE	2
69	CATARATE	CONJONCTIVITE ALLERGIQUE	0
70	CERATOCONE	CONJONCTIVITE ALLERGIQUE	0
71	CONJONCTIVITE ALLERGIQUE	CONJONCTIVITE ALLERGIQUE	1
72	L'ÉSOTROPIE ALTERNÉE	CONJONCTIVITE ALLERGIQUE	0
73	EXOFORIA	CONJONCTIVITE ALLERGIQUE	0
74	L'EXOTROPIE ALTERNÉE	CONJONCTIVITE ALLERGIQUE	0
75	GLAUCOMA	CONJONCTIVITE ALLERGIQUE	0
76	NORMAL	CONJONCTIVITE ALLERGIQUE	0
77	PTOSE DE L'EYELIDE	CONJONCTIVITE ALLERGIQUE	0
78	TOXOPLASMOSE OCULAIRE	CONJONCTIVITE ALLERGIQUE	0
79	HAUTE AMÉTROPIE	L'ÉSOTROPIE ALTERNÉE	0
80	LA MÉTHROPIE LÉGÈRE	L'ÉSOTROPIE ALTERNÉE	0
81	BLEFARITE	L'ÉSOTROPIE ALTERNÉE	0
82	CATARATE	L'ÉSOTROPIE ALTERNÉE	0
83	CERATOCONE	L'ÉSOTROPIE ALTERNÉE	0
84	CONJONCTIVITE ALLERGIQUE	L'ÉSOTROPIE ALTERNÉE	0
85	L'ÉSOTROPIE ALTERNÉE	L'ÉSOTROPIE ALTERNÉE	5
86	EXOFORIA	L'ÉSOTROPIE ALTERNÉE	0
87	L'EXOTROPIE ALTERNÉE	L'ÉSOTROPIE ALTERNÉE	0
88	GLAUCOMA	L'ÉSOTROPIE ALTERNÉE	0
89	NORMAL	L'ÉSOTROPIE ALTERNÉE	1
90	PTOSE DE L'EYELIDE	L'ÉSOTROPIE ALTERNÉE	0

91	TOXOPLASMOSE OCULAIRE	L'ÉSOTROPIE ALTERNÉE	0
92	HAUTE AMÉTROPIE	EXOFORIA	0
93	LA MÉTHROPIE LÉGÈRE	EXOFORIA	0
94	BLEFARITE	EXOFORIA	0
95	CATARATE	EXOFORIA	0
96	CERATOCONE	EXOFORIA	0
97	CONJONCTIVITE ALLERGIQUE	EXOFORIA	0
98	L'ÉSOTROPIE ALTERNÉE	EXOFORIA	0
99	EXOFORIA	EXOFORIA	1
100	L'EXOTROPIE ALTERNÉE	EXOFORIA	0
101	GLAUCOMA	EXOFORIA	0
102	NORMAL	EXOFORIA	0
103	PTOSE DE L'EYELIDE	EXOFORIA	0
104	TOXOPLASMOSE OCULAIRE	EXOFORIA	0
105	HAUTE AMÉTROPIE	L'EXOTROPIE ALTERNÉE	0
106	LA MÉTHROPIE LÉGÈRE	L'EXOTROPIE ALTERNÉE	0
107	BLEFARITE	L'EXOTROPIE ALTERNÉE	0
108	CATARATE	L'EXOTROPIE ALTERNÉE	0
109	CERATOCONE	L'EXOTROPIE ALTERNÉE	0
110	CONJONCTIVITE ALLERGIQUE	L'EXOTROPIE ALTERNÉE	0
111	L'ÉSOTROPIE ALTERNÉE	L'EXOTROPIE ALTERNÉE	0
112	EXOFORIA	L'EXOTROPIE ALTERNÉE	0
113	L'EXOTROPIE ALTERNÉE	L'EXOTROPIE ALTERNÉE	2
114	GLAUCOMA	L'EXOTROPIE ALTERNÉE	0
115	NORMAL	L'EXOTROPIE ALTERNÉE	0
116	PTOSE DE L'EYELIDE	L'EXOTROPIE ALTERNÉE	0
117	TOXOPLASMOSE OCULAIRE	L'EXOTROPIE ALTERNÉE	0
118	HAUTE AMÉTROPIE	GLAUCOMA	0
119	LA MÉTHROPIE LÉGÈRE	GLAUCOMA	0
120	BLEFARITE	GLAUCOMA	0
121	CATARATE	GLAUCOMA	0
122	CERATOCONE	GLAUCOMA	0
123	CONJONCTIVITE ALLERGIQUE	GLAUCOMA	0
124	L'ÉSOTROPIE ALTERNÉE	GLAUCOMA	0
125	EXOFORIA	GLAUCOMA	0
126	L'EXOTROPIE ALTERNÉE	GLAUCOMA	0
127	GLAUCOMA	GLAUCOMA	2
128	NORMAL	GLAUCOMA	0
129	PTOSE DE L'EYELIDE	GLAUCOMA	0
130	TOXOPLASMOSE OCULAIRE	GLAUCOMA	0

131	HAUTE AMÉTROPIE	LEUCOMA	0
132	LA MÉTHROPIE LÉGÈRE	LEUCOMA	0
133	BLEFARITE	LEUCOMA	0
134	CATARATE	LEUCOMA	0
135	CERATOCONE	LEUCOMA	0
136	CONJONCTIVITE ALLERGIQUE	LEUCOMA	0
137	L'ÉSOTROPIE ALTERNÉE	LEUCOMA	0
138	EXOFORIA	LEUCOMA	0
139	L'EXOTROPIE ALTERNÉE	LEUCOMA	0
140	GLAUCOMA	LEUCOMA	0
141	NORMAL	LEUCOMA	0
142	PTOSE DE L'EYELIDE	LEUCOMA	0
143	TOXOPLASMOSE OCULAIRE	LEUCOMA	0
144	HAUTE AMÉTROPIE	NORMAL	0
145	LA MÉTHROPIE LÉGÈRE	NORMAL	0
146	BLEFARITE	NORMAL	2
147	CATARATE	NORMAL	0
148	CERATOCONE	NORMAL	0
149	CONJONCTIVITE ALLERGIQUE	NORMAL	0
150	L'ÉSOTROPIE ALTERNÉE	NORMAL	0
151	EXOFORIA	NORMAL	0
152	L'EXOTROPIE ALTERNÉE	NORMAL	2
153	GLAUCOMA	NORMAL	0
154	NORMAL	NORMAL	21
155	PTOSE DE L'EYELIDE	NORMAL	0
156	TOXOPLASMOSE OCULAIRE	NORMAL	0
157	HAUTE AMÉTROPIE	PTOSE DE L'EYELIDE	0
158	LA MÉTHROPIE LÉGÈRE	PTOSE DE L'EYELIDE	0
159	BLEFARITE	PTOSE DE L'EYELIDE	0
160	CATARATE	PTOSE DE L'EYELIDE	0
161	CERATOCONE	PTOSE DE L'EYELIDE	0
162	CONJONCTIVITE ALLERGIQUE	PTOSE DE L'EYELIDE	0
163	L'ÉSOTROPIE ALTERNÉE	PTOSE DE L'EYELIDE	0
164	EXOFORIA	PTOSE DE L'EYELIDE	0
165	L'EXOTROPIE ALTERNÉE	PTOSE DE L'EYELIDE	0
166	GLAUCOMA	PTOSE DE L'EYELIDE	0
167	NORMAL	PTOSE DE L'EYELIDE	0
168	PTOSE DE L'EYELIDE	PTOSE DE L'EYELIDE	0
169	TOXOPLASMOSE OCULAIRE	PTOSE DE L'EYELIDE	0
170	HAUTE AMÉTROPIE	TOXOPLASMOSE OCULAIRE	0

171	LA MÉTHROPIE LÉGÈRE	TOXOPLASMOSE OCULAIRE	0
172	BLEFARITE	TOXOPLASMOSE OCULAIRE	0
173	CATARATE	TOXOPLASMOSE OCULAIRE	0
174	CERATOCONE	TOXOPLASMOSE OCULAIRE	0
175	CONJONCTIVITE ALLERGIQUE	TOXOPLASMOSE OCULAIRE	0
176	L'ÉSOTROPIE ALTERNÉE	TOXOPLASMOSE OCULAIRE	0
177	EXOFORIA	TOXOPLASMOSE OCULAIRE	0
178	L'EXOTROPIE ALTERNÉE	TOXOPLASMOSE OCULAIRE	0
179	GLAUCOMA	TOXOPLASMOSE OCULAIRE	0
180	NORMAL	TOXOPLASMOSE OCULAIRE	0
181	PTOSE DE L'EYELIDE	TOXOPLASMOSE OCULAIRE	0
182	TOXOPLASMOSE OCULAIRE	TOXOPLASMOSE OCULAIRE	3

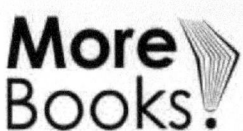
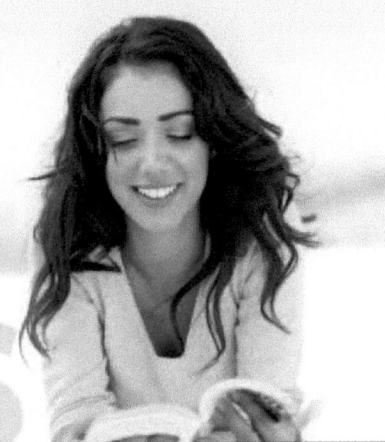

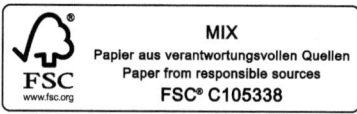
Printed by Books on Demand GmbH, Norderstedt / Germany